...UR LE BRÉSIL

PAR

Le docteur Alp. RENDU,

Ancien interne des hôpitaux et hospices civils de Paris,
ancien aide d'anatomie à la Faculté; prosecteur à l'École anatomique
des hôpitaux de Paris; professeur particulier
de chirurgie, etc., etc.

> Quando peregrinator domum revertitur, in sermonibus
> suis potius meditetur quid sobrie respondeat, quam ad
> narrationes facilis et pronus sit.
>
> — BACO DE VERULAMIO. — *Sermones fideles, de peregri-
> natione in partes exteras.*

A PARIS,

CHEZ J.-B. BAILLIÈRE,

LIBRAIRE DE L'ACADÉMIE NATIONALE DE MÉDECINE,
Rue de l'École de Médecine, 17;

A Londres, chez H. Baillière, 219, Regent-Street.

1848.

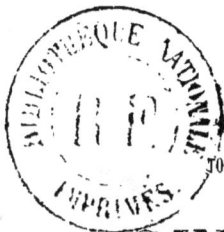

ÉTUDES

TOPOGRAPHIQUES, MÉDICALES ET AGRONOMIQUES

SUR LE BRÉSIL

Paris. — Imprimerie de L. MARTINET, rue Jacob, 30.

ÉTUDES

TOPOGRAPHIQUES, MÉDICALES ET AGRONOMIQUES

SUR LE BRÉSIL

PAR

Le docteur Alp. RENDU,

Ancien interne des hôpitaux et hospices civils de Paris,
ancien aide d'anatomie à la Faculté, prosecteur à l'École anatomique
des hôpitaux de Paris, professeur particulier
de chirurgie, etc., etc.

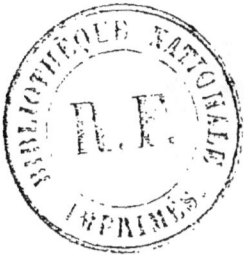

A PARIS,

CHEZ J.-B. BAILLIÈRE,

LIBRAIRE DE L'ACADÉMIE NATIONALE DE MÉDECINE,
Rue de l'École-de-Médecine, 17;

A Londres, chez H. Baillière, 219, Regent-Street.

1848.

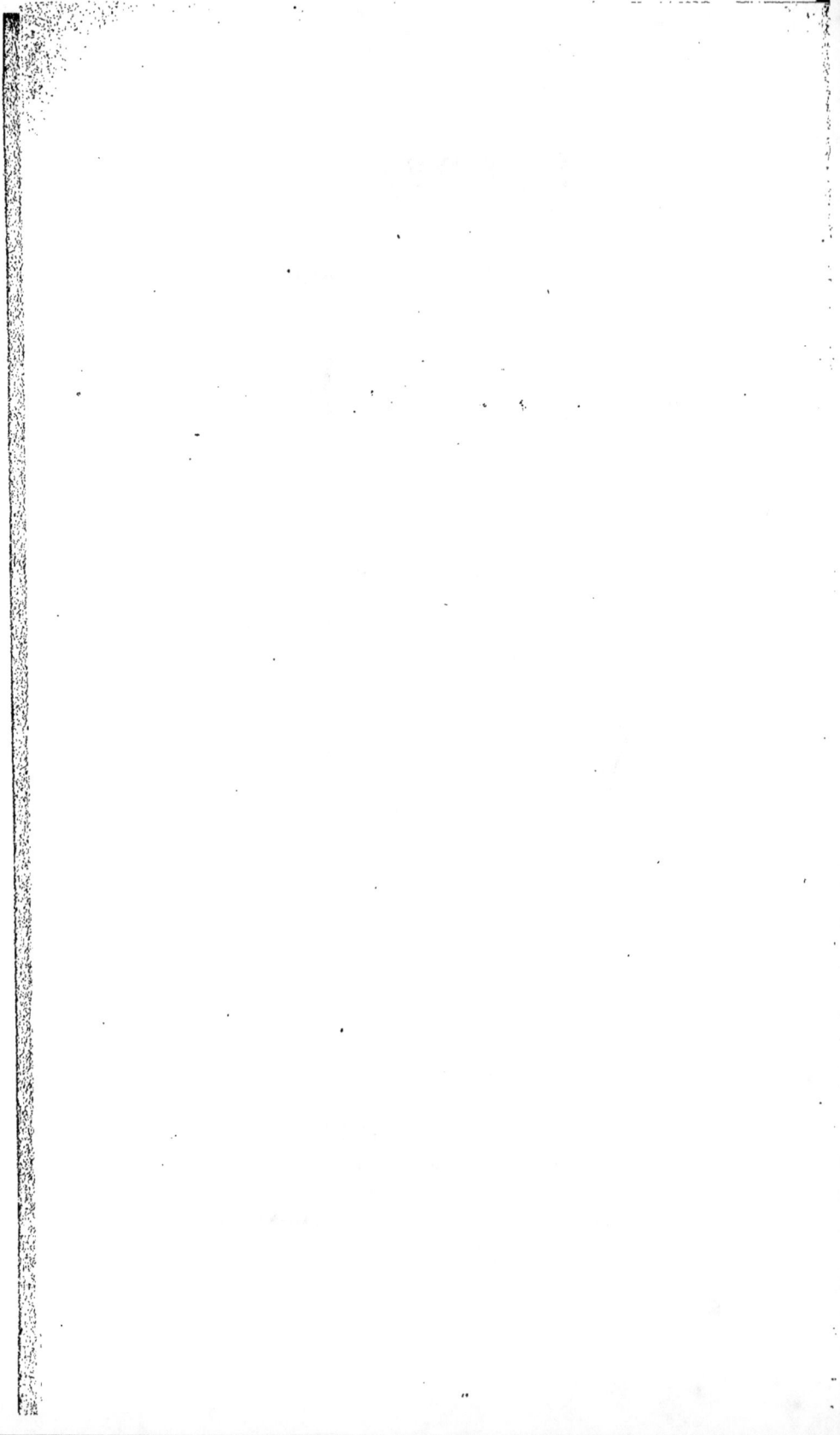

À M. Orfila,

PROFESSEUR DE CHIMIE À LA FACULTÉ DE MÉDECINE
DE PARIS,

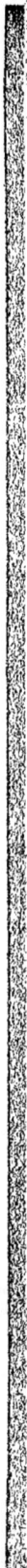

PRÉFACE.

Chargé par M. le ministre de l'instruction publique d'aller étudier au Brésil les maladies qui attaquent le plus fréquemment les indigènes et les Européens fixés dans ce pays, nous nous sommes acquitté de cette mission pendant les années 1844 et 1845 ; les notes

consignées dans ce travail en sont le
résultat. Notre tâche était difficile. Les
investigations devaient s'exercer non
seulement dans les villes principales du
Brésil, mais encore dans l'intérieur de
cet empire. Défaut de communication,
peuplades sauvages, mœurs et langues
nouvelles, absence de documents,
étaient autant d'obstacles contre lesquels il fallait lutter, sous peine d'é-
chouer dans son entreprise. Heureusement l'appui précieux que nous avons
rencontré dans les représentants de la
France au Brésil, et le concours de
plusieurs savants résidant à Rio de
Janeiro, en nous donnant force et courage, nous ont permis d'atteindre le
but proposé.

Nous nous sommes surtout attaché, dans notre travail, à signaler les caractères des maladies particulières au Brésil, nous contentant de passer rapidement en revue celles qui sont communes à ces pays et à nos contrées d'Europe. Toutes les fois qu'il nous a été possible de le faire, nous avons indiqué la cause du mal et les remèdes qu'on pourrait lui opposer ; quand cette cause nous a été inconnue, nous l'avons avoué franchement, convaincu que, lorsqu'il s'agit de la vie des hommes, on ne saurait, sans crime, mettre son amour propre à la place de la bonne foi. Parmi les personnes auxquelles nous avons le plus d'obligation dans ce long voyage, la reconnaissance

nous fait un devoir de citer M. le comte
Ney, chargé d'affaires de France au
Brésil. Il n'a rien épargné pour faciliter nos recherches ; sa haute influence
nous a été d'un grand secours auprès
du gouvernement brésilien. Victime de
son zèle et de son dévouement à son
pays, M. le comte Ney a succombé aux
suites d'une maladie contractée au Brésil. Ce n'est qu'après avoir longtemps
lutté contre le mal, qu'il s'est décidé à
quitter le poste qui lui avait été confié ;
il est venu mourir en France, au milieu
de sa famille, regretté de tous ceux qui,
l'ayant connu, avaient été à même d'apprécier la loyauté de son caractère.
M. Reybaud, consul de France à Bahia,
qui nous a mis à même de visiter fruc-

tueusement cette intéressante province,
le docteur Faivre , savant aussi modeste qu'éclairé : sa longue pratique
médicale au Brésil nous a beaucoup
servi ; enfin, M. Riedel auprès de qui
nous avons puisé les renseignements
relatifs aux plantes usitées au Brésil
dans la médecine et l'économie domestique ; nous les prions ici d'agréer l'expression de notre sincère gratitude.
Mais nous saisissons surtout avec em-
pressement l'occasion de remercier pu-
bliquement M. le conseiller Orfila ;
c'est à son intervention bienveillante
que nous avons dû la mission scienti-
fique qui nous a été confiée, et nous lui
en gardons une profonde reconnaissance.

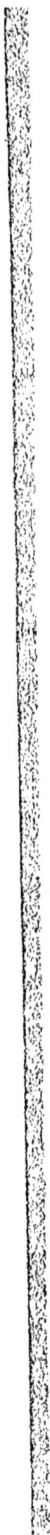

ÉTUDES

TOPOGRAPHIQUES, MÉDICALES ET AGRONOMIQUES

SUR LE BRÉSIL

PREMIÈRE PARTIE.

COUP D'OEIL SUR LE BRÉSIL, SON CLIMAT, MOEURS ET
USAGES DE SES HABITANTS. DES ESCLAVES ET DES
INDIENS AU BRÉSIL.

Topographie. — Climat.

Le Brésil, situé dans l'hémisphère mé-
ridional entre le 4ᵉ degré de latitude nord
et le 33ᵉ degré de latitude sud, est, sans
contredit, l'un des plus beaux pays du
monde. Celui qui n'a point parcouru les
vastes solitudes et les forêts vierges de cet
empire, ne peut se faire une idée des beau-
tés imposantes de la nature dans les con-

1

trées tropicales. L'art est impuissant à reproduire sa majesté. C'est à son climat pri-
vilégié, et à l'abondance de ses eaux que
le Brésil doit le luxe de végétation qui le
décore et frappe d'étonnement l'Européen,
peu accoutumé à des proportions aussi gi-
gantesques. Deux grands fleuves de l'Amérique méridionale, l'Amazone au nord, la
Plata au sud, doivent être considérés
comme les principales artères qui fécondent le Brésil; ils s'enrichissent des nombreuses rivières qui les joignent dans leur
cours, et complètent un vaste système d'irrigation. La province de Matto-Grosso renferme la chaîne de montagnes d'où s'échap-
pent les sources des rivières tributaires de
l'Amazone et de la Plata.

Il n'est pas sans importance, au point
de vue géographique, d'étudier la direction que suit, dans cette province de Matto-

Grosso , la ligne qui sépare les versants de l'Amazone de ceux de la Plata. C'est à M. Duverger, Français, aujourd'hui au service du Brésil, que nous devons les détails géographiques qui suivent ; deux fois notre compatriote, savant aussi modeste que distingué, a parcouru la province de Matto-Grosso, et il a étudié d'une manière toute spéciale cette importante question. Je transmets ici les détails qu'il a bien voulu me communiquer.

Si nous prenons pour point de départ sous le parallèle de 19° la serra de Cayapo où se trouvent les sources les plus méridionales du Rio-Grande ou Araguaya qui sépare la province de Matto-Grosso de celle de Goyas, nous observerons en passant que, de là vers le sud, s'étend la chaîne de montagnes qui divise les affluents du Parana de ceux du Paraguay.

Partant du lieu désigné, et marchant
entre le N. et l'O. dans un trajet d'une centaine de lieues, nous côtoierons à gauche
le bassin de San-Lorenzo, anciennement
connu sous le nom de Porrados, tandis
que les eaux qui coulent vers notre droite
se rendent toutes au rio dos Mortes, qui
lui-même se jette dans l'Araguaya par la
latitude de 12° environ.

Au-delà, et à vingt lieues environ de la
ville de Cuyaba, qui reste au S.-O., se trouvent les premières sources de la rivière du
même nom qui s'entrecroisent pour ainsi
dire avec celles du rio Xingu.

Plus loin, et nous dirigeant à l'O., nous
aurons à droite les versants du rio Arinos,
tributaire du Tapajos, et à gauche les sources
supérieures du Paraguay. Ici la ligne dont
nous nous occupons subit une inflexion
considérable, et se dirige entre le S. et l'O.

En continuant de la suivre, nous aurons à
notre droite le Juruena qui coule au N.-E.
et va confluer avec le Tapajos, puis ensuite
le Guapori qui, coulant vers le sud, s'inflé-
chit à l'ouest pour prendre enfin la direction du N.-O. ; à droite, nous côtoierons le
Jauru, qui, d'abord parallèle au Guaporé,
se dirige au S.-E., puis se jette dans le
Paraguay.

Enfin, marchant au S.-O. vers la Serra
de Agoapehy nous y verrons, à quelques
pieds de distance l'une de l'autre, les sources des petites rivières Agoapehy et Alègre
qui toutes deux se dirigent d'abord vers le
N.-E., puis, se séparant brusquement, vont
se jeter, la première dans le Jauru, et la
seconde dans Guaporé. Cette ligne, ainsi
qu'on le voit, à partir de la Serra de Cayapo
par le parallèle de 19° latitude marche au
N.-O. presque par le parallèle de 13°, puis

se porte à l'O. pour s'infléchir ensuite fortement et se diriger entre le S. et l'O. jusqu'au
parallèle de 17°. Dans ce trajet, nous lui
voyons fournir les affluents de la rive gauche de l'Amazone ou des tributaires de ce
fleuve, savoir : le rio dos Mortes, qui lui-
même se jette dans l'Araguaya, le rio Xingu,
le rio Arinos, le rio Juruena, tous deux tributaires du rio Topayos; le rio Guaporé,
branche du rio Madeira, et le rio Alègre,
tributaire du Guaporé : or, le rio Madeira,
le rio Topayos et le rio Xingu sont des affluents de l'Amazone, l'Araguaya seul allant
se jeter dans la rivière du Para, qui pourrait à la rigueur être considérée comme
une des embouchures de l'Amazone.

Quant aux affluents de la Plata, ce sont :
le San-Lorenzo, la rivière de Cuyaba, les
sources supérieures du Paraguay, fleuve
dont les deux premiers sont tributaires,

puis le rio Juru et le rio Agoapehy, affluents du même fleuve, qui se jette lui-même dans le Parana, dont la réunion avec l'Urugay constitue le fleuve de la Plata.

De ce vaste système d'irrigation et de la grande étendue de côtes de l'empire du Brésil, résulte une humidité très grande, qui, jointe à l'intensité de la chaleur, est une des principales causes de l'étonnante fertilité de ce beau pays.

On peut voir que les sources des affluents de ces deux fleuves, l'Amazone et la Plata, sont dans quelques points très voisines les unes des autres, et que souvent même elles s'entrecroisent.

Il est une saison des pluies qui n'est pas la même dans toute l'étendue du Brésil, elle varie sur les côtes et dans l'intérieur de l'empire ; ces pluies étaient autrefois plus régulières qu'elles ne le sont aujourd'hui, sur-

tout aux environs des villes : les grands défrichements de forêts expliquent en partie
le changement apporté à la climature. En
général, les premiers et les derniers mois
de l'année constituent la saison pluviale ;
les rivières alors débordent, elles inondent
les plaines qu'elles parcourent et changent
en lacs d'immenses étendues de pays. Le
nord du Brésil est particulièrement sujet à
ces inondations générales. Cette saison pas-
sée, les rivières rentrent dans leur lit ; mais
les eaux en se retirant laissent derrière elles
des amas considérables de détritus em-
pruntés aux règnes animal et végétal, et
fécondent ainsi le sol ; malheureusement
elles rendent, par cela même, très malsains
les pays engraissés par ces alluvions successives.

C'est encore à l'époque des grandes eaux
que sont inondées les forêts situées au voi-

sinage de rivières considérables, telles que
le rio Madeira et l'Amazone ; les arbres,
que des courants destructeurs déracinent
et emportent, remorquent chemin faisant
les mille débris charriés par le fleuve et
forment bientôt des îles flottantes qui finissent par se fixer en s'échouant contre un
écueil.

Ces îles se couvrent d'une végétation qui
varie selon l'époque de formation. Tout d'a-
bord apparaît un arbuste vénéneux à tige
spongieuse et à larges feuilles ; à cet arbuste
succèdent des palmiers, qui finissent eux-
mêmes par disparaître pour être remplacés
par des arbres forestiers : c'est peut-être à
une semblable formation qu'est due l'existence de l'île Joan, à l'embouchure de
l'Amazone. Il y a quelques années, cette île
était couverte de nombreux troupeaux de
bœufs et de chevaux ; des habitants de l'A-

mérique du nord sont venus, ils ont détruit
ces troupeaux, enlevé les peaux et abandonné les cadavres qui ont attiré dans l'île
un grand nombre de jaguars, de jacarés et
d'autres animaux féroces qui s'opposent
aujourd'hui à la formation de nouveaux
troupeaux.

Généralement élevée, la température du
Brésil varie beaucoup, non seulement d'a-
près la latitude, mais encore selon les vents,
la configuration du sol et l'élévation du
terrain. Elle est intense dans le Nord sous
l'équateur où sa moyenne est de 27° Réau-
mur; à Fernambouc, en été, elle flotte
entre 22, 23 et 24° R.; à Bahia, la moyenne
ne dépasse pas 21 à 22° R.; à Sainte-Catherine, son maximum est de 26° R. Dans l'intérieur, la chaleur est parfois beaucoup plus
forte et plus difficile à supporter à cause de
l'absence des brises de mer. Les plages ou-

vertes de Fernambouc sont moins chaudes
que celles de Rio de Janeiro, bien qu'elles
soient plus rapprochées de l'équateur; la
position de la capitale explique ce phénomène. D'autres contrées du Brésil, la province des mines entre autres, et plusieurs localités de la province de Saint-Paul voient le
thermomètre descendre jusqu'à la congéla-
tion; de ces diverses obervations, il résulte
que la température dépend plus de la position et de la nature des lieux que du degré
de latitude. Dans les régions tropicales la
moyenne parcourt de 20 à 25° R., et, dans
les plaines de Rio-Grande du sud et de l'U-
ruguay, elle devient très modérée. Au reste,
on peut dire que la température se partage
en deux saisons principales, l'hive et l'été;
la différence entre l'une et l'autre ne provient pas uniquement de la chaleur solaire ,
l'humidité en est encore une cause très ac-

tive. Dans tout le Brésil, et principalement
vers le nord de l'empire, de brusques variations s'observent dans la même journée.
C'est surtout dans le voisinage de la mer,
et sur le bord des rivières, qu'éclatent ces
perturbations subites de l'atmosphère si
nuisibles à l'habitant, et contre lesquelles
l'étranger ne saurait trop se prémunir.

Des Brésiliens.

Les Brésiliens sont en général d'une
taille moyenne; dans la jeunesse et d'ado-
lescence ils sont bien faits et bien propor-
tionnés; mais à peine ont-ils atteint l'âge
mûr, l'embonpoint tend à les envahir, et les
déforme complétement; les Brésiliennes
surtout sont sujettes à cette infirmité : le
défaut presque absolu d'exercice et le genre
de nourriture sont probablement la cause

du développement précoce de cet embonpoint. Les yeux et les cheveux sont commu-
nément d'un beau noir, le teint est le plus
souvent d'un blanc jaunâtre; couleur dont
on se rend compte, d'une part, par la chaleur du climat, de l'autre, par le mélange
très fréquent du sang blanc avec le sang
noir.

L'étranger qui débarque à Rio de Janeiro
est tout d'abord frappé de l'aspect maladif
de la population ; partout il ne rencontre,
chez les enfants principalement, que des
visages pâles et amaigris: on dirait qu'il
reste à peine un souffle pour animer ces fi-
gures dépourvues de vie et d'expression.
Au Brésil, point de physionomies ouvertes
et gaies; l'enfance avec ses grâces naïves
n'existe pour ainsi dire pas dans ce pays.
A sept ans le jeune Brésilien a déjà la gravité d'un adulte, il se promène majestueu-

sement, une badine à la main, fier d'une
toilette qui le fait plutôt ressembler aux
marionnettes de nos foires qu'à un être
humain; au lieu de vêtements larges et
commodes qui permettent aux membres de
libres mouvements, il est affublé d'un pantalon fixé sous les pieds et d'une veste ou
d'un habit qui l'emprisonne et l'étreint.
Rien de triste, selon nous, comme ces pauvres enfants condamnés à subir les exigences d'une mode absurde; on leur en-
seigne ainsi à singer l'âge mûr, dont ils
prendront toujours assez tôt les inévitables
soucis. Ce contre-sens dans l'éducation physique de l'enfance se fait sentir encore dans
le Brésilien adulte. Il est impossible d'avoir
moins d'intelligence des exigences du climat, qu'il n'en montre dans les habitudes
de la vie privée. Au sein de leur intérieur,
les Brésiliens sont à peine vêtus; sortent-ils

de leurs maisons, des pieds à la tête ils sont
habillés de noir, de toutes les couleurs
celle qui absorbe le plus les rayons du soleil. Leurs vêtements sont, en outre, si
étroits que leurs mouvements en sont
gênés. On retrouve là une contrefaçon bien
maladroite des usages de nos pays d'Europe. Je parle ici de l'habitant des villes,
car les Mineiros habitants de la province
des Mines) ont conservé leur costume na-
tional, le chapeau à larges bords, la veste
courte et les bottes de cuir; les Sertanejos
de Fernambouc portent encore leurs vêtements de peaux de bœufs, et les Rio-Grandins ont un costume léger approprié à
leurs habitudes équestres.

Le même reproche s'adresse aux femmes.
Dans leur intérieur, c'est le négligé le plus
absolu: quittent-elles leurs demeures, elles
revêtent un costume entièrement noir;

convenons toutefois que si elles pèchent
ainsi contre les lois de l'hygiène, cet habil-
lement leur sied à ravir. Une jeune Brésilienne complétement vêtue de noir, et la
tête parée de ses seuls cheveux, est généralement une très belle personne, bien que
souvent chez elle la physionomie soit peu
expressive.

Le régime alimentaire des Brésiliens
offre une grande conformité : dans plusieurs
provinces, la viande de porc et les haricots
composent presque exclusivement la nourriture des habitants. Dans les principales
villes, telles que Rio de Janeiro, Bahia, Fernambouc, la nourriture est plus variée,
mais le porc, les haricots et la farine de
manioc sont toujours la base des repas. Il
convient d'ajouter aussi que sur le littoral
on fait un grand usage de poisson. Les Brésiliens, en général, sont grands mangeurs ;

ils font trois repas par jour; et la grande
quantité de farineux qu'ils consomment
pourrait bien être une des causes du développement considérable que prennent chez
eux les organes de la digestion. Nous se-
rions tenté également de regretter pour
eux l'usage de la viande de porc, si difficile
à digérer, et qui provoque, de la part des
organes digestifs, des efforts évidemment
nuisibles dans un pays où la chaleur rend
le repos nécessaire.

La tempérance dans le boire est une
qualité commune au Brésil; il serait peut-
être difficile de trouver un Brésilien adonné
aux boissons spiritueuses; de l'eau leur
suffit, et dans leurs repas ils se contentent
de quelques gouttes de vin de Portugal.
Mais si les Brésiliens sont un peuple exem-
plaire sous le rapport de la tempérance, il
s'en faut qu'on puisse en dire autant de leur

continence; leur passion pour les femmes
ne connaît point de frein, ils s'y abandon-
nent sans retenue et ne reculent devant
aucune tentative pour la satisfaire. Aussi
rien de plus commun dans une famille brésilienne que de voir des enfants de toutes couleurs; et parfois la maîtresse de la maison en
montrant une nombreuse lignée n'éprouve
pas la moindre émotion : « Voilà mes enfants, dit-elle à l'étranger, ceux-là sont à
mon mari. » Tous sont élevés en commun,
et souvent l'on ne remarque aucune différence entre la descendance légitime et les
enfants adultérins. Une dame brésilienne
loge souvent chez elle sa rivale ou plutôt
ses rivales; en général, ce sont des négresses esclaves; le plus ordinairement elle
ne paraît pas en prendre le moindre souci.
Le sentiment de la jalousie semble ne pas
exister chez elle, tandis que chez le Brési-

lien, il est porté à un haut degré. Avec de
pareilles mœurs, il est difficile que le libertinage ne s'introduise pas au sein même de
la famille. Les jeunes Brésiliens sont souvent pervertis presque au sortir de l'enfance; outre l'exemple de leurs pères qu'ils
ont sous les yeux, garçons et filles, maîtres
et esclaves, passent ensemble la plus grande
partie de la journée à demi vêtus; la chaleur du climat hâte le moment de la puberté, les désirs excités par une éducation
vicieuse et le mélange des sexes sont souvent provoqués par les négresses, et ne
rencontrent jamais d'obstacles; la débauche
s'empare peu à peu de ces enfants et les
précipite bientôt dans un abattement physique et moral. Pour remédier à cette dé-
pravation qui atteint la population jusque
dans sa source, il faudrait une révolution
complète dans les mœurs du pays; mais

tant que l'esclavage subsistera, en vain in-
diquera-t-on les causes du mal, la facilité
extrême qu'on trouve à se livrer à la débauche s'opposera toujours aux bons effets
de sages institutions : la réforme, ici, doit
être radicale, si l'on veut sérieusement
mettre l'enfance et la jeunesse à l'abri de
la corruption. Signalons encore dans les
mœurs du pays une coutume que l'on ne
rencontre plus chez les peuples civilisés et
qui tend, du reste, à disparaître du Brésil.
Dans beaucoup de localités les femmes sont
soustraites à la vue des étrangers. Ren-
fermées dans l'intérieur de leurs maisons,
elles n'y jouent qu'un rôle très inférieur à
celui du mari, et ne paraissent point desti-
nées à partager les peines et les joies de la
famille. On les relègue avec les femmes
esclaves; un étranger se montre-t-il, elles
cessent aussitôt de paraître, à peine les

aperçoit-on quelquefois derrière une porte
entr'ouverte, cherchant à satisfaire une cu-
riosité que la contrainte ne fait qu'irriter.
De là la monotonie et le vide qu'éprouve
l'étranger dans les maisons brésiliennes;
on n'y connaît point le charme de ces in-
térieurs auxquels, dans notre Europe, président les femmes qui exercent une influence si puissante et si heureuse sur la
civilisation. Dernière trace des temps bar-
bares, ce séquestre des femmes disparaît,
avons-nous dit, de jour en jour, surtout
dans les villes, bien qu'on n'y jouisse pas
encore de cette liberté pleine de conve-
nance, sans laquelle tout est gêne et contrainte. Trop souvent, il faut en convenir,
des étrangers ont abusé de l'hospitalité
qu'on leur avait accordée; mais dans ces
trahisons dont les Brésiliens ont été vic-
times, la défense du maître et les souvenirs

blessants d'une domination odieuse, n'é-
taient-ils pas de terribles tentations ? Nous
ne cherchons pas à pallier les torts, mais
quel cas faire d'une fidélité à laquelle le
cœur n'a point de part? Que les Brésiliens
cessent de donner à leurs femmes le scan-
dale d'une conduite licencieuse, jusque sous
le toit conjugal, qu'ils aient pour leurs
femmes le respect et l'amour qu'on doit à
son épouse et à la mère de ses enfants,
qu'ils laissent à leur compagne une juste
liberté sans laquelle l'accomplissement des
devoirs n'est que l'acte de l'esclave, et ils
obtiendront cette fidélité qu'ils cherchent
à commander. Si nous en jugeons d'après
ce que nous avons vu dans les provinces
espagnoles de la Plata, ce problème est déjà
résolu, une sage liberté y produit de meilleurs effets que la contrainte. Dans ces pays
les femmes sont traitées avec dignité, elles

font les honneurs de leurs maisons, l'étranger est partout franchement accueilli dans
l'intérieur des familles , et tout s'y passe
d'une manière convenable.

Nous avons dit que les Brésiliennes pourraient passer pour jolies, si de bonne heure
elles n'étaient envahies par un embonpoint
fâcheux. Lorsqu'elles sont jeunes, cet embonpoint ne fait qu'accuser les formes avec
un peu plus de force ; mais plus tard , il les
empâte et alourdit le corps; et, dans un
âge plus avancé, il dégénère en véritable
obésité. Le défaut complet d'exercice, la
proportion considérable d'aliments qu'elles
prennent , et la grande quantité d'eau
qu'elles boivent, sont les principales causes
de cette infirmité.

L'instruction d'une jeune Brésilienne n'est
guère compliquée ; en général quelques mots
d'anglais ou de français, quelques leçons de

piano, voilà le fond de ses connaissances. Au
Brésil, en général, les femmes ne savent
point s'occuper, le travail ne se montre à
leurs yeux que comme la condition de l'esclave, elles passent des journées entières à
leur fenêtre, à demi cachées par une jalousie : l'oisiveté de la veille est le prélude de
l'oisiveté du lendemain, et leur vie s'écoule
ainsi dans une stérile inaction.

Le jeune Brésilien est intelligent; il
pourrait se livrer avec fruit à tous les
genres d'étude, mais l'énergie lui manque,
le travail lui apparaît comme un déshon-
neur, c'est pourquoi il s'enveloppe d'une
paresse orgueilleuse, et laisse toutes les
professions qui exigent une opération ma-
nuelle à des Européens ou bien à des noirs
libres ou esclaves.

Cependant la richesse qui circule dans
un État vient des classes laborieuses et la

prospérité publique est une conséquence
de l'aisance générale et non du luxe de
quelques familles. On se tromperait si l'on
jugeait de la prospérité d'un pays d'après
l'opulence de quelques maisons ; celles-là ne
seront jamais les premières à le défendre
ni à soutenir son indépendance , elles
craindront toujours pour elles , et pouvant
transporter leur fortune à l'étranger, elles
s'enfuiront avec leurs richesses.

Au Brésil, l'habitant des campagnes met
peu de soin à se loger et à s'habiller, mais
il ne faut pas pour cela en accuser sa paresse. Il ne souffre pas du froid ; et pour
peu qu'il ait un toit au-dessus de sa tête, le
soleil ni la pluie ne l'incommodent. Ne con-
naissant pas le bien-être , s'il ne travaille
pas c'est qu'il n'en sent pas la nécessité.
Il n'a point la conscience du progrès , je
parle de l'habitant des campagnes , et il est

naturellement bon et hospitalier. Vivant
souvent isolé, lui et sa famille, loin des centres de populations, c'est à peine s'il prend
quelque intérêt aux affaires de son pays, et
ses vues ne se portent pas au-delà du moment présent et des objets qui le concernent.
Il n'en est pas de même de l'habitant des
villes qui aime à s'exagérer la force et l'importance de son pays, cherche à se faire
illusion à lui-même, et ne consent pas volontiers à avouer son infériorité. Elle n'est
que la conséquence d'un sot orgueil qui lui
fait mépriser le travail. L'oisiveté enlève
toute énergie, et l'orgueil sans énergie est
une bien triste chose. Mais avant de juger
trop sévèrement les Brésiliens, remarquons
que chez un peuple nouveau la civilisation
ne s'improvise pas, et que dans un pays
neuf les progrès que l'on peut faire faire
sont lents et plus difficiles que cela ne pa-

raît au premier abord; il faut aussi tenir
compte de l'influence du climat, et ne pas
perdre de vue que l'énergie de l'habitant
des contrées tempérées de l'Europe ne ré-
sisterait pas aux chaleurs débilitantes des
pays intertropicaux.

Ces mœurs, du reste, ne sont pas appli-
cables à tous les Brésiliens; le Brésil est
trop vaste pour qu'il y ait identité parfaite
entre les habitants du Nord et les habitants
du Sud de ce beau pays : signalons les principales différences que présente la physionomie des diverses parties de l'empire. Il
est à remarquer que la population des provinces situées au sud de Rio de Janeiro est
moins chétive et moins dégénérée que
celle de la capitale du Brésil. Dans la province de Saint-Paul les habitants sont plus
grands et mieux constitués que ceux de la
province de Rio ; ils ont aussi plus d'énergie

et sont plus entreprenants : la différence de
température justifie cette opposition ; la
même observation s'applique aux pays situés plus au Sud, tels que Sainte-Catherine
et surtout Rio-Grande. Les habitants de
cette dernière province diffèrent entièrement de ceux du reste du Brésil, ils se
rapprochent davantage des peuples de la
Plata dont ils partagent les mœurs et les
usages. La province de Rio-Grande, placée
à l'extrémité sud du Brésil, est en général
un pays plat, couvert de riches pâturages
où paissent de nombreux troupeaux de
bœufs et de chevaux. Les Rio-Grandins
forment une classe à part parmi les Brésiliens ; en général ils sont bien faits, braves
et entreprenants ; chez eux, l'étranger est
bien accueilli, les femmes ne sont point
exclues de la société ; à Porto-Alègre, surtout, les réunions sont fréquentes, tout y

respire le bien-être et la gaieté. La province
de Rio-Grande est une des plus riches du
Brésil, c'est celle où la monnaie d'or et
d'argent circule, tandis que le papier seul
a cours dans les autres. Et, cependant,
cette province ne possède ni mines d'or ni
mines de diamants ; sa richesse est mieux
assise, elle consiste dans les nombreux
troupeaux qu'elle nourrit.

Contrairement aux habitants de Rio de
Janeiro, les Rio-Grandins font beaucoup
d'exercice ; ce sont d'excellents cavaliers,
constamment en selle ; leur luxe consiste
dans l'équipement de leurs chevaux ; leur
adresse à lacer les bœufs, bouler et dresser
les chevaux est tout à fait surprenante. Le
climat tempéré qu'ils habitent, les exercices
fréquents auxquels ils se livrent, leurs
mœurs bien supérieures à celles des autres
parties du Brésil, sont autant de causes de

leur supériorité physique et morale sur le reste de leurs compatriotes: ils tiennent plus des Espagnols que des Portugais.

Au Nord de la province de Rio de Janeiro on voit la population blanche se mélanger de plus en plus, et ce qu'elle perd en pureté de race, elle semble le gagner en activité. Cette transformation est facile à constater dans les populations de Bahia et surtout dans celles de Fernambouc et de Maranham. Les hommes de couleur, noirs ou mulâtres, forment la partie active de la population; mais il s'en faut que cette activité soit bien dirigée : au lieu d'être employée au travail et à l'amélioration du pays, elle ne semble tournée que vers le mal. Les mulâtres, plus intelligents que les noirs, le sont moins que les blancs ; pleins de mépris pour la race nègre, ils conservent contre les blancs un sentiment de haine et de

jalousie très prononcé; ils ne peuvent leur
pardonner leur incontestable supériorité :
aussi trop souvent l'activité des mulâtres
est-elle plus nuisible que l'indifférence des
noirs et que l'apathie des blancs.

Des esclaves.

La plaie du Brésil, la calamité qui pèse
sur ce beau pays, c'est l'esclavage ; et pourtant dans l'état actuel des choses, l'émancipation des esclaves serait un malheur
pour le pays et pour les noirs eux-mêmes.
Cette crainte ne résulte pas d'une idée pré-
conçue, les faits la confirment pleinement.
Le petit nombre de voleurs qui se trouvent
au Brésil sont en général des esclaves de-
venus libres. Il n'est pas rare de rencontrer
des noirs qui, sous la condition d'esclaves,
se montraient bons, actifs et travailleurs, et

qui, une fois mis en liberté, se faisaient vi-
cieux, ivrognes, débauchés et pillards. Au
nègre ne demandez pas la prévoyance; il
vit au jour le jour, on ne peut lui faire comprendre que, délivré de ses fers, il doit
travailler pour vivre; il abhorre instincti-
vement toute espèce de travail, et n'appré-
cie la liberté que parce qu'elle lui offre la
perspective de l'oisiveté. Faut-il dire toute
notre pensée, la race nègre nous paraît
peu susceptible de civilisation. Qu'a produit jusqu'ici sur les peuplades noires du
Sénégal le voisinage des établissements
français de Saint-Louis et de Gorée? rien,
absolument rien. Aujourd'hui, comme il y
a plusieurs siècles, de misérables huttes
servent de demeures aux habitants de
Guetn'dar et de Dackar; ils vont presque
nus; l'industrie chez eux n'a fait aucun
progrès, et ils sont aujourd'hui ce qu'ils

étaient il y a cent ans. L'observation dé-
montre que, transportés dans d'autres
pays, les noirs conservent leur ignorance
séculaire ; les exemples qu'ils ont sous les
yeux ne contribuent point au développement de leur intelligence, ils assistent au
mouvement de la civilisation sans y prendre
part. Sont-ils sous la domination d'un maître, travailler le moins possible, telle est
leur idée fixe ; pour eux, point de bonheur
hors l'oisiveté, ou la satisfaction des passions les plus brutales.

Nous avons la conviction intime que,
dans l'état actuel des choses, l'émancipation des esclaves serait une calamité pour
le Brésil et pour les noirs eux-mêmes. N'a-
t-on pas, d'ailleurs, des exemples de ce
que deviennent les populations esclaves,
alors qu'elles sont rendues à la liberté ?
Saint-Domingue est là pour attester les

tristes résultats d'une émancipation an-
ticipée, et les possessions anglaises dans
lesquelles la liberté a été rendue aux esclaves ont perdu leur ancienne prospérité.

Dans cette propagande que l'Angleterre
cherche à faire pour l'abolition de l'esclavage, il ne faut voir qu'un intérêt de pays couvert du nom de philanthropie. Qui ne voit
qu'à l'abolition de l'esclavage se rattache la
ruine totale du Brésil et de nos possessions
dans les Antilles, et que les Indes orientales
ont seules alors le monopole des denrées
coloniales? Donc, dans ce qu'entrepren-
nent les Anglais au sujet de la traite, il ne
faut voir qu'un intérêt commercial, et lorsqu'ils viennent invoquer la philanthropie
comme force motrice, on peut leur demander si c'est montrer beaucoup de sollicitude pour la nation nègre que d'atteler
des noirs à des tilburys et de s'en servir

comme de chevaux Le gouverneur d'une
possession anglaise au Cap-Corse sur la
côte occidentale d'Afrique, a ses voitures
attelées de noirs. Est-ce aussi par philanthropie que les noirs saisis aux négriers
par les bâtiments de guerre anglais sont
menés à Sierra-Leone, colonie anglaise où
on leur fait signer un engagement de vingt
années, pendant lesquelles ils travaillent
pour la colonie: puis, ces vingt années de
travail accomplies, ils sont rendus à la liberté, c'est-à-dire qu'alors hors d'état de travailler, ils sont exposés à périr de faim et
de misère. Est-ce aussi au nom de la philanthropie qu'agissait ce commandant d'un
bâtiment de guerre anglais préposé pour
empêcher la traite des noirs et qui écrivait
à un roi nègre, que, s'il lui livrait 300 noirs,
il lui abandonnerait le pillage de comptoirs
établis sur la côte? Mais, comme l'impor-

tant est d'avoir la part de prise, peu importe de quelle source viennent les noirs capturés.

Et cependant tout le monde convient que l'esclavage est la calamité morale d'un pays, et que son abolition serait une grande amélioration ; mais il ne faut pas que cette abolition soit prématurée, car alors, au lieu d'un service rendu au pays, on appelle sur lui des calamités dont on ne saurait prévoir le terme.

D'après ce que j'ai été à même de voir, il me semble que le meilleur moyen pour amener sans secousses trop fortes l'extinction de l'esclavage, ce serait de déclarer libres tous les enfants de couleur nés de parents esclaves, mais de les soustraire en même temps à l'influence pernicieuse des exemples de leurs parents ; le gouvernement se chargerait de ces enfants.

Les esclaves au service des Brésiliens
sont traités en général avec douceur, mais
malheur à ceux qui tombent entre les mains
des étrangers. Ceux-ci, avides de réaliser
promptement les espérances de fortune
qu'ils ont rêvées, impatients et possédés par
une seule pensée, celle de leur retour dans
la patrie, ne reculent devant aucun moyen
d'arriver à leurs fins. Tout sentiment d'humanité semble mort en eux. Leurs esclaves
mal vêtus, mal logés, mal nourris , sont
accablés de fatigues et souvent frappés de
coups. Sans doute, cette coutume barbare
n'est pas générale, nous avons nous-même
rencontré plusieurs Européens usant de
modération envers leurs esclaves, et ne les
épuisant pas par un travail au-dessus de
leurs forces; mais ce sont là des exceptions,
trop rares encore !

Les nègres *libres* ont peu de besoins, ils

passent à dormir tout le temps qu'ils ne donnent pas à la chasse ou à la pêche. Esclaves, les rudes travaux auxquels ils sont soumis réclament pour eux une nourriture plus substantielle que celle qui leur suffit à l'état de liberté ou dans leur pays. Les noirs employés dans les fazendes sont en général assez bien nourris; les végétaux que l'on cultive servent à leur nourriture, et on y ajoute des rations de viande sèche ou de poisson desséché; toutefois il arrive souvent que ces dernières substances ne sont ni de bonne nature ni en quantité suffisante. Il n'en est pas de même pour ceux employés aux travaux des mines, au lavage de l'or, à la recherche des diamants, etc., ils ne reçoivent le plus souvent que des rations trop faibles : triste économie, aussi nuisible aux malheureux nègres, que préjudiciable aux intérêts des maîtres : l'in-

suffisance dans l'alimentation amène l'affaiblissement des forces qui produit à son
tour la mortalité, et fait éprouver des pertes
considérables, que ne compense pas une
parcimonie inhumaine.

Les repas se prennent en commun et
dans un lieu abrité. Celui du matin est léger et se compose de farine de manioc ou
de mil, avec quelques fruits ou un peu
d'eau-de-vie de canne. Vers le milieu du
jour, les esclaves mangent de la viande ou
du poisson; le repas du soir consiste en
haricots, riz ou autres légumes. Ce régime
n'est pas mauvais, il serait à souhaiter seulement que la nourriture fût plus variée:
rien, par exemple, de plus facile que l'ad-
jonction des légumes frais. La richesse de
la végétation rendrait cette addition peu
coûteuse, et la santé des esclaves s'en trou-
verait sensiblement améliorée.

Bien qu'en Afrique les noirs soient nus ou à peu près, c'est un détestable usage au Brésil de ne pas les vêtir convenablement. Le climat de ce pays est moins chaud et surtout plus humide que celui de l'Afrique; aussi une des causes principales des maladies qui sévissent contre les noirs doit-elle être attribuée au défaut de vêtements. Beaucoup de propriétaires ne donnent à leurs esclaves qu'un simple pantalon de coton; quelques uns y ajoutent une chemise de même étoffe, et la nuit ils couchent sur une natte, dans un endroit souvent malsain, où ils n'ont pour se garantir du froid et de l'humidité qu'une mauvaise couverture de laine. Dans quelques fazendes, cependant, les esclaves sont mieux soignés; outre les objets précédents on leur fournit un bonnet et une chemise de laine; chaque dimanche, on renouvelle leurs effets, et l'on examine si leurs cases sont proprement tenues, et s'ils n'ont pas vendu leurs nattes ou leurs couvertures, ce qui arrive assez souvent.

Nous ne saurions passer ici sous silence la répugnance extrême des maîtres à croire leurs esclaves malades : des indispositions simulées, nous le savons, sont quelquefois mises en jeu par la paresse, trop souvent néanmoins on ne tient pas assez compte de l'état de santé réelle de l'esclave, et on n'ajoute foi à sa maladie que quand les progrès du mal l'ont rendue presque incurable. Laissons un instant de côté les droits sacrés de l'humanité ; l'intérêt, d'ordinaire si clairvoyant, ne devrait-il pas éveiller la sollicitude envers l'esclave, et lui accorder un repos entier jusqu'au rétablissement complet de sa santé?

La durée du travail journalier est réglée

suivant les us et coutumes de chaque
fazende; en général, les Brésiliens ne sur-
chargent pas leurs esclaves de travail, et
ils leur laissent le temps nécessaire pour
prendre leurs repas. Les étrangers sont
moins humains. Cherchant à réaliser le plus
promptement possible la plus grande somme
de bénéfices, ils accablent leurs malheureux
esclaves de travail, leur laissent à peine le
repos indispensable à la réparation des
forces, et rendent leur condition intolé-
rable. Et qu'on n'accuse pas ici la noncha-
lance de l'esclave, sa tâche ne saurait être
assimilée à celle qu'il accomplirait s'il n'é-
tait pas en servitude. L'homme libre sup-
porte plus facilement un excès de travail,
parce que l'appât du gain le soutient en lui
offrant un dédommagement de ses fatigues;
l'esclave, que le même mobile ne soutient
pas, a moins de forces et s'épuise plus vite.

Malheureusement, il est impossible d'in-
téresser l'esclave au travail, en excitant son
zèle par l'appât d'une part dans les profits.
L'esclave est naturellement ennemi de tout
travail, il l'abhorre par instinct, au point de
préférer souvent le jeûne et la privation de
toutes les jouissances à la plus légère occu-
pation. Ce n'est que par une surveillance
continuelle qu'on peut obtenir un travail
régulier de la part des esclaves; aussi sont-
ils réunis ordinairement en troupes plus
ou moins nombreuses, sous l'inspection
d'un conducteur nommé feitor, qui ne les
perd jamais de vue et leur inflige les puni-
tions qu'ils ont méritées. La crainte d'être
châtié, tel est le seul argument qui con-
traigne le noir au travail. Les châtiments
sont une conséquence de l'esclavage Quel-
qu'active que soit la vigilance des feitors,
s'ils n'avaient cette ressource contre les es-

claves, ils n'en obtiendraient rien, absolument rien.

Les châtiments sont de deux sortes : dans l'un on fait porter au cou de l'esclave coupable un anneau de fer surmonté d'une tige de même métal, qui lui cause une gêne plus ou moins grande; l'autre consiste en coups de fouets dont le nombre varie selon la gravité de la faute. Dans les fazendes, les châtiments s'administrent en présence de tous les esclaves; à Rio de Janeiro les coupables sont conduits dans une maison de correction, où on leur inflige les châtiments qu'ils ont encourus. Pendant leur séjour dans l'établissement, ils sont employés à des travaux d'utilité publique. Mais il arrive au Brésil ce qui s'observe chaque jour dans les bagnes de l'Europe. Le noir qui a passé quelque temps dans une maison de correction, en sort pire qu'il n'y était entré : dangereux pour ses compagnons de servitude, il deviendra, à coup sûr, un des fléaux du pays, s'il parvient à s'échapper de chez son maître.

Les mariages entre esclaves sont rares au Brésil, et bien que les noirs aient de fréquents rapports avec les négresses, ces actes ne sont pas ordinairement suivis de fécondation. Souvent aussi la négresse devenue enceinte, se fait avorter; aussi le nombre des naissances est loin d'être en proportion avec le chiffre de la mortalité chez les noirs. Afin de régulariser des mariages et de favoriser la procréation, il faudrait à ces infortunés une hygiène mieux entendue, et la perspective de quelque bien-être; mais, dans l'état actuel des choses, l'esclave, malheureux de son sort, épuisé par un travail excessif, n'a nul désir de former des liaisons durables; de son côté,

la négresse répugne à donner le jour à un
être dont la condition doit être aussi misérable que la sienne. Ceci est si vrai que,
dans les établissements bien dirigés, où
les esclaves sont traités avec justice et humanité, des mariages se contractent, et les
naissances non seulement compensent les
décès, mais les surpassent en nombre. La
fazende de M. Carneiro, à quelques lieues
de Fernambouc, présente cet heureux et
important résultat ; à Méïa-Ponte également
depuis plus de vingt ans, aucun esclave
neuf n'a été introduit dans la fazende, et la
population noire, loin d'avoir diminué, a
singulièrement augmenté. Mais ces faits
sont rares et on ne les observe guère que
dans des établissements appartenant à des
Brésiliens ; les bonnes qualités de ce peuple
se montrent ici sous un jour favorable:
naturellement peu ambitieux, il se contente

de ce qu'il possède, et ne cherche point à pressurer le pays dans le but de le quitter, dès que sa convoitise sera satisfaite. L'étranger, au contraire, n'arrive au Brésil que pour exploiter ce beau pays, réaliser le plus vite possible ses projets de luxe et d'ambition, et retourner dans sa patrie jouir d'une fortune acquise au prix des sueurs et des souffrances des malheureux esclaves.

Des Indiens.

On ne saurait rien dire de général sur la population indienne du Brésil. Les habitants des bords de l'Amazone et de ses affluents ne ressemblent nullement à ceux des provinces de Rio-Grande et de Sainte-Catherine, et les Indiens de l'intérieur diffèrent beaucoup de ceux qui vivent dans

le voisinage des centres de civilisation. Les
Indiens des bords de l'Amazone et de ses
affluents constituent une population à l'aspect chétif et misérable ; un grand nombre
d'entre eux ne sont pas nomades, ils ont
des établissements fixes, vivent de la chasse
et de la pêche; quelques uns même cultivent un peu de manioc, de maïs et de
tabac. Leurs demeures ne sont autres que
des huttes formées par quatre pieux reliés
entre eux par des feuilles de palmiers qui,
superposées, servent encore de toiture.
Une table, un tabouret, un hamac, composent l'ameublement de chaque case.

Comme tous les Indiens, ceux des bords
de l'Amazone ont un goût très prononcé
pour les liqueurs alcooliques ; lorsqu'ils ne
peuvent se procurer de l'eau-de-vie, ils
fabriquent une boisson nommée cachéri,
dont on distingue deux espèces : l'une est

faite avec du manioc, chaque bouchée, après avoir subi une première mastication, est rejetée dans un vase, on y ajoute de l'eau et la fermentation s'établit; l'autre est faite avec du maïs vert pilé, sur lequel on verse de l'eau. Dès qu'une quantité notable de cachéri est préparée, les Indiens invitent la peuplade voisine à venir le boire, et l'on ne se quitte que lorsque la boisson enivrante est épuisée; il va sans dire que des rixes terminent souvent ces orgies.

La liberté des Indiens n'est pas à l'abri d'un despotisme arbitraire. Chaque année, les gouverneurs des provinces et des forts enlèvent ces peuplades, et les emploient à divers travaux, sans remplir les engagements contractés avec elles par le gouvernement. Pendant tout le temps de ce labeur forcé, les peuplades indiennes ne sont composées que de femmes et d'enfants;

4

les premières se livrent à la prostitution
pour se procurer quelques moyens d'existence. Les Indiennes des bords de l'Amazone sont assez gracieuses et bien faites,
elles sont coquettes et très adonnées à
la débauche; une simple jupe de coton
forme tout leur vêtement qui, dans les
jours de fête, est réduit à un tissu dont la
transparence équivaut presque à la nudité.

Sur les rives du Rio-Branco, au-delà du
fort Saint-Joachim, vivent des Indiens
sauvages. Chaque peuplade se compose
d'un village formé de cinq à six cabanes,
de 15 mètres environ de hauteur, sur
10 de diamètre; elles sont construites
avec des perches qui convergent vers le
haut et sont unies entre elles par des
cercles : le tout est recouvert de feuilles de
palmiers, et ressemble à une ruche garnie
de son surtout. Plusieurs familles habitent

une même hutte. Un hamac fabriqué avec
du fil provenant d'une espèce de palmier
forme leur unique ameublement. Le pays
qu'habitent ces Indiens est aride, il y règne
une sécheresse désolante; les arbres y sont
rabougris; des incendies le ravagent souvent, aussi n'est-il pas rare de rencontrer
des villages entièrement abandonnés, le
besoin forçant leurs habitants à s'expatrier.

Pendant les trois mois de pluie, tout le
pays est inondé, à l'exception des hauteurs
qui servent de refuge aux bœufs sauvages;
pendant la sécheresse un vent brûlant détruit tout, le thermomètre, à cette époque,
s'élève jusqu'à 35° R.

Ces Indiens ont le teint cuivré, ils sont
doux et bienveillants. Dans leurs émigra-
tions ils font usage d'une espèce de hotte
dilatable, s'ouvrant par derrière, pour
transporter le peu d'effets qu'ils possèdent.

Leurs armes consistent en flèches empoi-
sonnées qu'ils lancent avec l'arc ou la sar-
bacane : ils vivent de pêche et de chasse, et
cultivent quelques pieds de bananiers et de
tabac. Plus au nord, dans la serre de Paracaina, les populations indiennes qu'on rencontre sont fortes et vigoureuses, ces peuplades ne quittent pas leur canton ; elles trouvent dans la chasse d'abondantes ressources.

C'est vers l'extrémité est de la Cordilière
de Paracaina, près du Rio-Mahu, que se
trouve le fameux lac Eldorado, lac Amacu
dont certains voyageurs ont nié l'existence,
tandis que d'autres l'ont affirmée. Ce lac
couvre, en effet, une vaste étendue de terrain, mais seulement dans la saison des
pluies ; il n'en reste plus trace pendant
la sécheresse ; sur ses bords on trouve, çà
et là, des villages de sauvages complétement abandonnés.

Dans la province de Sainte-Catherine,
province toute couverte de forêts vierges
et presque inhabitée, les populations indiennes, désignées sous le nom de Bugres,
sont entièrement sauvages; elles vivent
dans les bois, sont complétement nues
et ne paraissent pas susceptibles de civilisation. Plusieurs fois des enfants encore à la mamelle ont été enlevés, on les
élevait avec soin au milieu de gens civilisés;
mais, parvenus à un certain âge, rien n'a
pu les retenir, ils se sont enfuis pour retourner dans leurs forêts. Cette race d'Indiens est cruelle, elle n'attaque que par
surprise; comme la plupart des Indiens,
elle est très craintive, et fuit le voisinage
des blancs; néanmoins la terreur qu'elle
inspire est telle, qu'elle empêche la population blanche de s'étendre dans le cœur
de la province.

L'intérieur du Brésil recèle des tribus
d'Indiens, les unes civilisées, les autres
sauvages. Les premières entretiennent des
relations avec les Brésiliens, et font un
commerce d'échanges ; parmi elles se
trouvent de belles et fortes peuplades. A
leur tête se placent dans la province de
Malto-Grosso, vers les frontières du Paraguay, les Indiens Goatos, remarquables par
leur loyauté et leur extrême bravoure.
Ils vivent dans des pirogues et ont
pour armes des lances et des flèches. Ils
sont grands, beaux et bien faits; leurs
femmes sont également d'une taille élevée,
mais d'une saleté repoussante; les hommes
marchent nus, les femmes ont une espèce
de jaquette pour tout vêtement : les uns et
les autres portent suspendues aux oreilles
de petites touffes de plumes en guise d'or-
nement. Par exception au plus grand

nombre des Indiens, les Goatos sont très
jaloux. Ils ne manquent pas d'intelligence.
Il serait facile au gouvernement brésilien
de les attirer à la civilisation en favorisant
leur établissement, en les traitant avec
humanité et surtout en se montrant fidèle
observateur de la foi jurée. Au lieu de cela,
on les traque souvent comme des bêtes
fauves, on les exploite comme des bêtes de
somme, et l'on viole audacieusement les
promesses qu'on leur a faites; comment
s'étonner ensuite de ce qu'ils fuient le con-
tact de la société policée; ils ne la con-
naissent que par ses vices et ses abus. Et
cependant, la race indienne habilement
ménagée, serait bien plus profitable au pays
que ne le sera jamais la race noire, si difficile à acclimater dans beaucoup de localités.

En cherchant à civiliser les Indiens dans
les contrées qu'ils occupent, on verrait le

pays se peupler rapidement et ses ressources augmenter avec sa population. Les
Jésuites ont montré quel parti on pouvait
tirer des populations indigènes. Malheureusement, au lieu de s'efforcer de civiliser
les peuplades indiennes et de leur procurer
un bien-être dont le pays recueillerait le
premier les fruits, le gouvernement brésilien les néglige complétement pour favoriser de honteuses spéculations. Des espèces
de traitants sans foi ni honneur, vont re-
cruter en Europe le supplément de population que réclame l'empire. Ils s'adressent
à de pauvres familles, font briller à leurs
yeux des espérances chimériques; l'œuvre
d'iniquité accomplie, les malheureux émigrants sont embarqués, et après une tra-
versée longue et ruineuse, on les jette sans
ressources, sans abris, sur les plages du
Brésil où la misère et les maladies les dé-

ciment ; ceux dont les faibles épargnes n'ont
pu suffire pour acquitter le prix de leur pas-
sage à bord, sont condamnés à travailler
pour le compte du gouvernement brésilien
jusqu'à ce que cette somme soit complète-
ment remboursée : pendant ce temps, l'in-
digne traitant, qui les a trompés, circule
librement dans les rues de Rio, et nul ne
songe à lui demander compte de son in-
fâme conduite ! Dans ces dernières années
plusieurs essais de colonisation ont été
tentés au Brésil, mais aucun n'a réussi. Il
n'en saurait être autrement. Les gens qui
viennent embaucher les émigrants ne sont
guidés que par la cupidité. Ce sont de vils
marchands qu'on peut assimiler sans scru-
pule aux raccoleurs de nos grandes villes.
Le gouvernement leur fait compter une
somme proportionnée au nombre d'Européens qu'ils introduisent au Brésil, qu'im-

portent, du reste, la moralité et l'aptitude des nouveaux débarqués. On tient plus à la quantité qu'à la qualité des colons ; une fois sur le sol du Brésil, le gouvernement ne s'en occupe plus, la misère et la mort éclaircissent leurs rangs.

On le voit, à ces tristes parodies de colonisation, il serait facile de substituer une tentative sérieuse auprès des populations indiennes; on n'aurait point à redouter pour elles les dangers de l'acclimatation, elles s'étendraient rapidement sur un sol fertile qui n'attend que des bras pour être fécondé; que le gouvernement brésilien se mette résolument à l'œuvre, qu'il affecte à cette généreuse entreprise les sacrifices qu'il a faits jusqu'ici pour une colonisation infructueuse, et le plus heureux résultat couronnera ses efforts.

C'est avec un sentiment de peine que

l'on voit un pays aussi admirablement beau
que le Brésil ne faire que des progrès bien
lents vers une véritable amélioration. Ce
n'est pas le bon vouloir qui manque, mais
il m'a semblé que chacun était plus occupé
de l'intérêt privé que de l'intérêt général,
et que dans les réformes à faire, les améliorations à introduire, on voulait avant
tout faire parler de soi et se mettre en évi-
dence. Le Brésil n'est point ce qu'il doit
être, il faut du temps pour former une nation; la civilisation ne s'improvise pas, et
l'on ne peut faire qu'un peuple nouveau et
rare, dispersé sur un terrain immense, soit
à l'instant même égal aux autres peuples
plus anciens en civilisation.

La première chose dont un gouvernement devrait s'occuper dans un pays nouveau, c'est l'hygiène, parce que c'est de
l'hygiène que dépend en partie l'état phy-

sique et moral du peuple. Il faut laisser
tout homme d'un âge mûr et d'un esprit
sain juger ce qui pour lui est plaisir et le
laisser agir dans ce qu'il considère comme
son intérêt. Il y aurait folie à vouloir diriger sa pensée et sa conduite dans un cas
où lui seul peut être juge. Mais, pour ce qui
regarde l'hygiène, il doit être dirigé, parce
que ce n'est pas lui seulement qui souffre
de son état maladif, ce sont ses enfants
auxquels il transmet une constitution dé-
tériorée, c'est le pays dont la force et la
prospérité résident dans l'énergie et l'activité de la population qui le couvre.

Si une nation doit, de toute nécessité,
passer par les degrés inférieurs avant d'a-
river aux plus élevés, il faudra que ses législateurs sachent harmoniser les institutions qu'ils proposent avec son degré de
maturité, car autrement ils s'exposeront à

perdre non seulement le fruit de leurs travaux, mais encore à voir un effet contraire au bien qu'ils auront voulu produire.

Au Brésil l'opinion publique est encore
sans force, et même sans voix contre le
criminel. Ne voit-on pas les coupables, au
sortir des prisons, être reçus par leurs amis
avec autant de familiarité que si toujours
ils eussent vécu innocents? L'indulgence
des tribunaux et du jury qui acquittent,
malgré des preuves irrécusables, les plus
grands criminels, n'est-elle pas encore une
preuve du peu d'effet de l'opinion publique
sur le vice? Les belles institutions n'il-
lustrent une nation qu'autant que celle-ci
les fait briller de tout l'éclat qu'elles mé-
ritent. Quand avant le temps on en dote un
pays, on nuit à ce pays. Si elles n'ont pas fait
plus de mal, le Brésil le doit à des causes
tirées de son climat, de sa position géogra-

phique, au petit nombre d'habitants disper-
sés sur un terrain immense. Leur effet pouvant s'étendre sans obstacle, la réaction a été
faible. Dans l'Amérique espagnole, où les
habitants étaient plus nombreux, la réaction fut plus forte et il y eut plus de mal
produit. Jetez tout à coup ces mêmes institutions de liberté parmi les Chinois, et dans
dix ans vous trouverez peut-être 40,000,000
de moins d'habitants et une anarchie qui
ne finira pas avant l'extinction de la géné-
ration actuelle.

Un peuple nouveau marche à grands pas
non vers la civilisation, mais vers les vices
de la civilisation, et un peuple arrivé à un
certain degré de perversité peut-il revenir
à des sentiments meilleurs? Oui, si la gé-
nération nouvelle est dirigée d'une manière
convenable, mais encore faudra-t-il préserver les enfants des exemples pernicieux

de leurs pères ? C'est donc dès la première enfance qu'il faudra travailler à obtenir les améliorations désirables, et pour que le moral et l'intelligence profitent mieux de cette première éducation, il faudra qu'une bonne hygiène y préside ; le physique exerce une grande influence sur le moral, et un corps détérioré et affaibli est moins apte au développement de l'intelligence qu'un corps qui accomplit ses fonctions dans toute leur intégrité.

C'est du genre d'éducation donné à l'enfance que dépend souvent l'avenir d'un peuple, et surtout d'un peuple nouveau qui n'a point d'antécédents pour stimuler son énergie.

Que le gouvernement brésilien s'empare de l'éducation de l'enfance, qu'il agisse avec courage et persévérance, et il aura la

gloire d'avoir régénéré un peuple peu
connu, mal apprécié et digne de prendre
son rang parmi les nations civilisées.

DEUXIÈME PARTIE.

RECHERCHES SUR LES MALADIES QUE L'ON OBSERVE AU BRÉSIL.

—

Des maladies les plus communes au Brésil, fièvres intermittentes, scrofuleuses, érysipèles, syphilis, tubercules, stupor, hydrocèle, épilepsie.

Bien qu'il n'y ait, rigoureusement parlant, dans la plus grande étendue du Brésil, que deux saisons, la saison des pluies et celle de la sécheresse, nous en admettrons cependant quatre; cette division rendra plus facile l'étude des maladies dont l'apparition coïncide plus particulièrement avec les époques qui correspondent aux saisons du printemps, de l'été, de l'automne et de l'hiver. Cette classification d'ailleurs n'est point purement imaginaire.

5

Il est des provinces où les quatre saisons de
l'année se dessinent avec un caractère tran-
ché ; leur distinction ne souffre de difficultés
sérieuses que dans le nord de l'empire.

Au Brésil, la saison la plus favorable à
la santé, celle pendant laquelle le nombre
des maladies est le moins considérable, et
la seule à laquelle on ne puisse rattacher
le développement d'une affection particulière, c'est l'hiver; il règne pendant les
mois de juillet, août et septembre; chacune
des autres saisons est signalée par l'invasion
d'une maladie spéciale. Ainsi, pendant le
printemps qui correspond à nos mois d'octobre, novembre et décembre, le nombre
des personnes atteintes d'exanthèmes cu-
tanés, variole, rougeole, scarlatine, est très
considérable; en été, c'est-à-dire pendant
les mois de janvier, février et mars, les
organes digestifs sont principalement

affectés; on observe alors des fièvres bilieuses, des embarras gastriques, des dyssenteries; dans cette même saison les organes respiratoires sont souvent éprouvés par les brusques variations de la température; en automne, avril, mai et juin, les miasmes paludéens exercent leurs ravages, et les fièvres se déclarent, souvent avec un caractère pernicieux.

L'influence des saisons sur l'apparition de telle ou telle affection, ne se fait sentir d'une manière bien caractérisée que dans certaines provinces de l'empire. Au sud, elle n'est ni aussi constante, ni aussi manifeste. A Saint-Paul, à Sainte-Catherine, les conditions atmosphériques sont plus favorables à la santé, à Rio-Grande du sud elles sont excellentes; les habitants de ces contrées n'ont pas le teint jaune, comme ceux qui vivent plus au nord; ils sont plus

grands, plus actifs et plus vigoureux. De
ce qui précède, il résulte que le Brésil ne
saurait être considéré comme un pays sain
que par rapport à quelques autres pays
situés sous les tropiques, encore toutes les
parties de l'empire ne jouissent-elles pas
de la même salubrité. Les bords et l'embouchure des grands fleuves sont, en
général, des foyers d'infection; les populations riveraines sont décimées par les
miasmes qui s'en dégagent. Comment en
serait-il autrement? En général, les rives
de ces fleuves sont plates; les rivières que
rien n'encaisse dans leur cours, débordent
à l'époque de la saison des pluies, et sub-
mergent les terres qu'elles traversent;
pendant la sécheresse, les eaux rentrent
dans leur lit, mais en se retirant, elles
déposent sur leurs bords un limon formé
de matières végétales et animales qui se

décomposent sous l'action du soleil, et se convertissent en détritus pestilentiels. Des peuplades entières sont ravagées par les maladies puisées à ces sources d'infection. Ce ne sont pas seulement les populations de race européenne ou africaine qui en ressentent les effets, les Indiens eux-mêmes en sont attaqués; dans l'année 1843, à Guarapa et à Macapa, sur la rive gauche de l'Amazone, des populations indiennes tout entières furent détruites par les fièvres occasionnées par le débordement des rivières.

Deux genres de fièvres intermittentes, distinctes entre elles par leur gravité et par leur cause, sévissent au Brésil. L'une, plus grave et présentant souvent le caractère pernicieux, est due aux influences paludéennes; l'autre, moins dangereuse, se développe dans les voyages à travers les

forêts vierges : celle-ci cède facilement au
sulfate de quinine, ou même à un simple
changement d'habitude et de régime. Le
docteur Faivre fut atteint de cette dernière
fièvre, après un séjour continu dans les
bois vierges; il en attribue la cause à l'acide
carbonique que dégagent les parties vertes
des végétaux, constamment privées de
l'influence solaire. Plus d'une fois, il eut
occasion de traiter ce genre de fièvre intermittente; il administrait alors de l'eau
chargée d'oxygène, et sous l'influence de
cette médication la fièvre disparaissait;
l'efficacité du remède semble prouver en
faveur de la cause présumée du mal. On
sait, en effet, que les parties vertes des végétaux, frappées par le soleil, dégagent
l'oxygène de l'acide carbonique qu'elles ont
absorbé pendant la nuit: sont-elles privées
de l'influence directe du soleil, elles ne dé-

gagent plus que de l'acide carbonique :
celui-ci s'accumule au sein des forêts ; on
conçoit dès lors, sans peine, que le voyageur
qui séjourne longtemps au milieu de cet
air vicié puisse en être plus ou moins
gravement affecté.

Les fièvres intermittentes tierce et quarte
ne se développent pas seulement au milieu
des effluves marécageuses, on les observe
encore dans les lieux élevés et loin des eaux
stagnantes. Dans ces derniers cas, l'habitation des malades est entourée de forêts.
C'est un fait constant au Brésil, que, dans
certains sites, pendant les premières années de résidence, on compte un plus grand
nombre de malades que les années sui-
vantes ; ces sites finissent par être très
salubres, lorsqu'une partie des bois envi-
ronnants a été détruite : attribuera-t-on ce
phénomène à la cessation de l'humidité ?

Mais celle-ci ne suffit pas seule pour déterminer ces sortes de maladies ; ce changement favorable serait, dans notre pensée,
plutôt le résultat des modifications appor-
tées dans la couche d'air inférieure par la
diminution de l'acide carbonique.

Il est des cas où les fièvres intermittentes
semblent être la conséquence d'une altération du foie. Cette altération se trahit par des
douleurs dans la région hypochondriaque
droite dont le volume s'est accru ; à cette
époque, si l'on n'a point recours à des mé-
dications pour combattre l'affection, des
accès de fièvre intermittente surviennent.
Tant que la maladie du foie persiste, le sulfate de quinine est à peu près sans effet ;
cette remarque est d'une haute importance :
faute d'en avoir tenu compte, beaucoup de
praticiens, à Rio surtout, ont fait tomber
en discrédit le sulfate de quinine. On l'a

vu si souvent échouer dans ces sortes de
fièvres qui succèdent à des lésions du foie,
qu'on l'a regardé comme impuissant dans
les fièvres intermittentes.

Au surplus, les affections du foie au Brésil ne présentent pas beaucoup de gravité ,
elles ne s'accompagnent qu'accidentelle-
ment de la teinte ictérique si fréquente
dans les mêmes maladies contractées sur la
côte d'Afrique; très rarement elles se terminent par des abcès.

A Rio de Janeiro les fièvres intermittentes qui sont assez fréquentes, prennent
le plus souvent le type quotidien ou tierce,
elles revêtent le caractère nerveux, cèdent
facilement à l'emploi de la camomille, et
ne nécessitent pas constamment le sulfate
de quinine.

L'insalubrité d'une grande partie du
Brésil reconnaît pour cause principale les

fièvres intermittentes dues aux émanations
paludéennes ; mais indépendamment de
ces affections, il est encore certaines maladies particulières à ce pays, ou du moins
les y observe-t-on plus souvent que partout
ailleurs. De ce genre sont les scrofules,
maladie très commune au Brésil ; la chaleur humide du pays , les habitations basses
et peu aérées sont des conditions qui, jointes
à une alimentation de mauvaise nature ,
rendent parfaitement raison de la fréquence
de cette maladie.

Les érysipèles s'observent également très
souvent , ils siégent le plus généralement
dans les vaisseaux lymphatiques, et souvent
ils se développent sous l'influence de mauvaises conditions hygiéniques. Des symptômes généraux tels que fièvre, malaise,
vomissements, apparaissent comme avant-
coureurs de cette affection. Lorsque l'éry-

sipèle s'est fixé sur un point quelconque ,
les symptômes généraux diminuent de
gravité, et les symptômes locaux leur succèdent. C'est ainsi que le trajet des vais-
saux lymphatiques est marqué par des
cordons noueux d'une couleur rosée et très
douloureux au toucher. Les ganglions auxquels ils aboutissent s'engorgent et deviennent douloureux. Les émollients et le repos
sont les meilleurs remèdes contre cette
affection, le repos surtout est nécessaire et
doit être prolongé longtemps après que les
accidents inflammatoires ont cessé, si l'on
veut voir disparaître entièrement toute espèce d'engorgement.

Les érysipèles étaient plus fréquents
autrefois qu'ils ne le sont aujourd'hui ; ils
attaquaient surtout, m'a-t-on assuré, les
personnes qui se nourrissaient presque
exclusivement de poisson. Cette maladie se

réproduit fréquemment une seconde et une troisième fois; c'est à la suite de ces rechutes qu'un engorgement se forme et que l'éléphantiasis se développe. Dans les premières périodes de l'éléphantiasis, il n'est pas rare de voir le malade négliger complétement son mal; il ne songe à sa gravité que lorsqu'il a déjà fait de tels progrès que l'art ne peut plus rien tenter pour le combattre et l'arrêter dans sa marche. Et cependant, si l'on cherche de bonne heure à remédier à l'engorgement qui succède aux érysipèles, il n'est pas impossible de le faire complétement disparaître et d'arrêter l'éléphantiasis dans son développement; une compression régulière et modérée est le meilleur remède auquel on doive avoir recours.

L'incurie et l'insouciance des malades explique la fréquence de l'éléphantiasis au

Brésil. Les deux sexes, les blancs aussi bien
que les hommes de couleur, sont également
sujets à cette affection. Les membres inférieurs en sont le siége le plus fréquent,
rarement les membres supérieurs en sont
atteints, plus rarement encore les mamelles
chez la femme ; en revanche les bourses
chez l'homme, les grandes lèvres chez la
femme en sont souvent affectées , ces parties acquièrent alors un volume énorme.
La maladie parvenue à ce degré, des opérations ont été tentées par des hommes
habiles, un plein succès les a couronnées.
A Rio de Janeiro le docteur Peixoto a pratiqué sur un noir l'ablation d'une dégénérescence éléphantiasiaque des bourses : la
guérison a récompensé cette tentative har-
die. Dans un cas de dégénérescence analogue des grandes lèvres, le docteur Pa-
terson à Bahia a pratiqué une opération

semblable : ici encore le résultat n'a rien
laissé à désirer. Mais à côté de ces succès
on a éprouvé des revers, et malgré le
triomphe obtenu par les habiles chirur-
giens que nous venons de citer, nous dou-
tons qu'ils consentent à recommencer une
pareille opération. Du reste, l'éléphantiasis au Brésil ne présente rien de particulier dans sa marche qui est essentiellement chronique.

La syphilis est encore une des maladies
les plus répandues au Brésil. En général,
les accidents primitifs y sont peu graves;
les malades n'en prennent aucun souci; à
peine leur opposent-ils quelques médica-
tions, et lorsqu'ils y ont recours, ils com-
battent uniquement les accidents locaux,
sans rien faire pour détruire le principe
du mal; de là les affections secondaires qui
éclatent souvent après un temps plus ou

moins long. Cette insouciance produit les
plus tristes effets : les enfants reçoivent de
leurs pères une constitution viciée, et cette
transmission d'un principe virulent est,
sans doute, une des causes principales de
l'aspect chétif et souffrant qui frappe tout
d'abord l'étranger qui arrive à Rio. Au
Brésil, les personnes atteintes de virus
syphilitique ne communiquent pas toujours
à leurs enfants le principe de la syphilis,
mais ceux-ci puisant la vie à des sources
corrompues, héritent d'une constitution
viciée, et ont de la disposition à contracter
telle ou telle affection dont le germe se dé-
veloppera suivant certaines circonstances;
ainsi ils contracteront tantôt la morphée,
tantôt des tubercules, des scrofules, etc.,
selon qu'ils se trouveront dans des conditions plus ou moins favorables au développement de l'une ou de l'autre de ces affec-

tions. Qu'on n'infère pas de là que nous
croyons à l'identité de ces affections : telle
n'est pas notre pensée ; nous prétendons
seulement qu'une constitution altérée,
quelle que soit l'origine de cette détério-
ration, sera au Brésil une cause du développement de l'une des affections endé-
miques de ce pays.

Nous avons dit qu'en général au Brésil
les accidents primitifs de la syphilis étaient
légers ; cela est vrai surtout pour la blen-
norrhagie ; aussi les Brésiliens, atteints de
cette affection, y font-ils à peine attention
et la combattent-ils rarement. Ils n'emploient presque jamais les injections, et
cependant les rétrécissements du canal de
l'urètre sont très fréquents parmi eux ;
nous consignons ici cette remarque qui
n'est pas sans intérêt : elle prouve qu'au
Brésil, du moins, l'on ne saurait attribuer

aux injections les rétrécissements du canal de l'urètre.

Les scrofules, les tubercules pulmonaires, l'épilepsie sont des affections très fréquentes au Brésil. On ne s'en étonnera pas en songeant aux usages du pays. Dans les projets d'union, jamais on ne prend de renseignements sur la santé des futurs époux, les maladies les plus transmissibles ne sont nullement considérées comme des empêchements au mariage.

Il semble tout d'abord extraordinaire de compter au Brésil un si grand nombre d'affections tuberculeuses, mais dans bien des localités se rencontrent des conditions sous l'influence desquelles se développent les scrofules. Or, on sait combien fréquemment ces deux affections s'observent à la fois sur le même individu. Au reste, ces sortes d'altérations, tubercules et scro-

6

fules, ne présentent ici rien de particulier
dans leur marche et dans leur terminaison;
les affections scrofuleuses seulement paraissent céder plus promptement, au Brésil qu'en France, aux moyens employés
pour les combattre.

Les tubercules siègent principalement
dans les poumons, et les brusques variations de température qui se font sentir au
Brésil, ainsi que les nombreux courants
d'air auxquels on se trouve exposé, expliquent, jusqu'à un certain point, la marche
souvent rapide de cette affection.

La maladie désignée sous le nom de
stupor est très commune au Brésil; elle attaque indistinctement les personnes de tout
âge et de tout sexe. C'est surtout pendant
la nuit qu'elle se déclare, alors même que
rien ne semblait l'annoncer la veille de son
apparition. Le malade à son reveil a un

membre ou l'un des côtés de la face frappé
de paralysie. Celle-ci débute sans être pré-
cédée de malaise ni de maux de tête; elle
offre ce caractère singulier que la santé générale de la personne qui en est atteinte,
ne se trouve pas altérée, son appétit même
se conserve bon. Ces paralysies partielles
disparaissent en général d'elles-mêmes sans
laisser aucune trace; il n'est pas rare de les
voir frapper une deuxième et une troisième fois les personnes qui en ont été attaquées une première fois. On emploie avec
succès les sudorifiques contre ces accidents,
ce qui nous fait croire qu'ils sont de nature
rhumatismale. Enfin, parmi les maladies
répandues au Brésil, il faut ranger l'hydrocèle et l'épilepsie; elles n'y offrent aucune
particularité qui puisse les distinguer de
ces mêmes affections observées en Europe. Nous répéterons ici pour l'épilepsie ce

que nous avons déjà dit relativement aux tubercules pulmonaires. L'épilepsie est une affection essentiellement héréditaire ; cette maladie n'est nullement considérée comme un obstacle au mariage, d'une autre part les excès vénériens auxquels se livrent de très bonne heure les Brésiliens peuvent également favoriser le développement de cette hideuse infirmité.

Terminons ces remarques par une réflexion générale. Le climat du Brésil exerce sur les maladies aiguës certaines modifications qu'il est bon de connaître, et contre lesquelles il faut être en garde lorsqu'on vient à exercer la médecine dans les pays intertropicaux. La marche des affections aiguës est, en général, beaucoup plus rapide que dans les pays tempérés, et souvent il s'y joint des phénomènes nerveux qui semblent menacer le malade des plus grands dangers. Il y aurait alors de graves inconvénients à recourir aux antiphlogistiques. Quand on les emploie, les accidents, loin de diminuer, augmentent, et les malades tombent dans un abattement dont ils ne peuvent se relever. Tous les phénomènes qui, au premier coup d'œil, simulent une pléthore abondante et semblent pouvoir être attribués à des congestions sanguines, ne sont dus, en général, qu'à une surexcitation nerveuse. Dans ce cas, il faut bien se garder d'enlever les forces au malade, à l'aide d'émissions sanguines ; l'accès une fois passé, la nature serait impuissante à réagir, et le malade abattu et épuisé, succomberait infailliblement. Parmi ces accidents nerveux, il en est qui ressemblent, jusqu'à un certain point, à des congestions cérébrales et à des attaques d'apoplexie. A-t-on recours à la saignée, le

malade tombe aussitôt après dans un coma
dont rien ne peut le tirer : il y succombe
promptement. Dans les pays intertropicaux il faut donc être très réservé sur l'emploi des émissions sanguines; il faut chercher à diminuer la susceptibilité nerveuse,
mais en ayant soin de ne pas ôter au malade les forces dont il a besoin, d'une part,
pour résister à l'affection, de l'autre, pour
réagir contre l'abattement qui résulte tout
à la fois et de la maladie et de la chaleur
débilitante du climat.

En donnant ce conseil, notre intention
n'est pas de prétendre qu'il n'y a rien à
faire contre la maladie; loin de là : toutes
les fois qu'on croira la nature insuffisante
pour la résolution d'une maladie, il faudra
agir énergiquement et sans délai; s'il en
arrivait autrement, le mal continuant à
faire des progrès, les forces du malade s'af-

faibliraient de plus en plus et il surviendrait des lésions organiques, la plupart incurables. Au Brésil, c'est surtout dans les affections du poumon qu'il faut apprécier l'état général du sujet ; le manque de justesse du coup d'œil médical au début de la maladie peut être fatal. C'est peut-être par suite de purgations et de saignées intempestives qu'on voit un si grand nombre de phthisiques à Rio. Dans cette ville les malaises produits par les brusques variations de la température sont très fréquents ; ils déterminent diverses altérations qui affectent différents organes ou des systèmes d'organes et de fonctions. Toutefois, les émétocathartiques sont bien plus souvent indiqués que les émissions sanguines dans des affections qui ont pour effet d'enrayer la circulation des vaisseaux tant absorbants qu'exhalants, et comme

l'altération frappe dans leurs fonctions tel
système d'organes plutôt que tel autre
système, de même il faut faire usage de
telle médication plutôt que de tel autre
remède. On ne peut donc établir de règle
absolue à cet égard ; mais il est nécessaire
de surveiller avec soin la maladie ; car ici,
les erreurs dans le traitement sont peut-
être plus dangereuses que dans les pays
tempérés où la nature lutte avec plus d'é-
nergie contre le principe du mal, et résiste
plus longtemps au mal lui-même.

Des Bobas.

L'une des maladies les plus communes
au Brésil est celle que l'on désigne sous le
nom de *bobas*. Originaire d'Afrique, elle ne
semble pas différer des affections appelées
jaws par les Anglais, *pian* et *frambœsia* par

les Français. Nous la décrirons telle que nous l'avons observée, sans chercher à établir les analogies et les différences qu'elle peut offrir avec ces dernières maladies que nous n'avons pas été à même d'observer.

On distingue au Brésil deux variétés de bobas : les bobas secs et les bobas humides. Les premiers se montrent surtout à la paume des mains et à la plante des pieds, ils se manifestent par des gerçures plus ou moins profondes accompagnées de desquamation. Les gerçures suivent, en général, la direction des plis qui sillonnent la paume des mains et la plante des pieds. Elles sont rougeâtres dans le fond, et résistantes sur leurs bords ; il s'en détache des plaques d'épiderme d'un blanc jaunâtre qui finissent par tomber. Les douleurs occasionnées par les gerçures sont très vives, même à l'état de repos, le moindre mouvement en ac-

croît singulièrement l'intensité. La présence des gerçures coïncide avec l'apparition de taches de forme irrégulière et de
largeur variable; on en voit qui ne dé-
passent pas la largeur d'une lentille, d'autres atteignent le diamètre d'une pièce de
cinq francs; elles sont d'un jaune blafard
chez les blancs, et chez les nègres leur
pâleur contraste avec la couleur foncée de
la peau; elles se développent principalement à la face, près du nez, au front
et à la partie interne des cuisses. Cet état
de choses peut durer pendant un temps
plus ou moins long, sans amener de dété-
rioration dans la santé générale du malade; il arrive parfois cependant que les
gerçures sont tellement douloureuses, que
l'économie tout entière s'en ressent : la
fièvre se déclare, des ulcères de mauvaise
nature s'emparent ensuite du talon, et si

on ne les traite pas convenablement, la maladie finit par attaquer les os et détermine des caries ou des nécroses.

La seconde variété de bobas, bobas humides, s'annonce par des taches légères disséminées, çà et là, d'une teinte blafarde dans la race noire, d'un jaune brunâtre chez les blancs. Elles peuvent se rencontrer sur toute la surface du corps, mais les parties où elles se montrent le plus fréquemment sont le cuir chevelu, le pourtour de l'anus, le périnée, les aines, etc. Petites et plates, au début de l'invasion, elles augmentent un peu de largeur et tendent à s'accroître en épaisseur; vient ensuite une période où les taches revêtent l'aspect d'une pustule, elles résultent alors de la concrétion d'une matière purulente, d'un jaune grisâtre : en faisant tomber cette croûte, on aperçoit au-dessous un corps

rougeâtre, saignant, granulé et tendant à
faire saillie à la surface de la peau. La
maladie est-elle abandonnée à son cours,
cette partie à vif ne tarde pas à se couvrir
d'une nouvelle croûte provenant de la
concrétion de l'humeur fournie par la surface ulcérée. En général, la pustule ne
prend pas tout d'abord le volume qu'elle
doit avoir; ce n'est que graduellement, et
après la chute successive de plusieurs
croûtes qu'elle acquiert la grosseur d'une
framboise; elle offre, de plus, l'aspect et
la couleur de ce fruit. C'est donc une surface saillante plus ou moins arrondie, présentant de petites élévations assez régulières, séparées par des dépressions linéaires
et d'une couleur rosée; cet aspect est net-
tement prononcé au moment où l'on vient
de faire tomber la croûte qui la recouvre.
Rarement les pustules deviennent très vo-

lumineuses ; les plus grosses que nous ayons observées mesuraient un diamètre de un à deux centimètres , le plus grand nombre n'a que cinq à sept millimètres de diamètre. Sous l'influence de cette affection, alors même qu'elle est complétement négligée, la santé générale des malades adultes ne paraît pas sensiblement altérée, surtout dans la race nègre. Chez les enfants , au contraire, et principalement chez les blancs, les fonctions digestives se troublent , l'amaigrissement survient, et la mort pourrait s'en suivre , si l'on ne cherchait à combattre les effets pernicieux des bobas.

La maladie ne débute pas toujours par la surface extérieure du corps ; quelquefois la muqueuse buccale se prend, et alors l'invasion marche plus rapidement que dans le cas précédent.

Lorsque l'affection commence par la mu-

queuse, c'est en général la voûte buccale
ou palatine qui est prise; le malade reconnaît avec sa langue une légère inégalité
dans cette région ; rarement il y a douleur. On observe alors une surface plus ou
moins large qui fait saillie sur la muqueuse, et paraît provenir d'une matière
blanchâtre, pultacée, fortement adhérente.
Des lambeaux de cette matière se détachent
parfois et se reproduisent de nouveau,
souvent en augmentant d'étendue. Cette
forme de la maladie est essentiellement envahissante; souvent les os du palais parti-
cipent à l'affection, et il arrive un moment
où le malade succombe épuisé par le mal,
par la sanie purulente qu'il avale, et l'im-
possibilité presque absolue où il se trouve
de prendre des aliments.

Il est rare cependant de n'observer de
bobas qu'à la muqueuse; le plus souvent,

ceux-ci ne surviennent que longtemps après
que la surface du corps a été envahie.

Les bobas constituent une affection essentiellement héréditaire. Tantôt les enfants
apportent en croissant des traces non équi-
voques de la maladie ; tantôt, au contraire,
ils n'en ont que le germe qui plus tard se
développe avec plus ou moins de rapidité
selon les circonstances au milieu desquelles
il se trouve. Nous avons vu de jeunes noirs
récemment apportés d'Afrique dont le cuir
chevelu présentait déjà des traces évidentes
de bobas, tandis que d'autres, sans aucun
indice de la maladie à leur arrivée au Brésil,
en étaient visiblement atteints peu de temps
après leur débarquement. Dans ce cas il
est fort difficile de distinguer ce qui appartient à l'hérédité d'avec ce qui doit être
attribué à la contagion. Les bobas, en effet,
sont essentiellement transmissibles par con-

tagion, et, pour que celle-ci ait lieu, il n'est pas nécessaire qu'une muqueuse ou qu'une portion de peau dépourvue de son épiderme soit mise en rapport avec le virus boba-tique, le simple contact de la peau avec le pas d'un bobas suffit pour communiquer la maladie. Ceci est d'une observation jour-nalière au Brésil, et cependant l'insou-ciance des habitants est telle, qu'on ne prend aucune précaution pour empêcher la contagion. Les jeunes enfants blancs à demi vêtus, sont continuellement en con-tact avec des noirs jeunes ou adultes, aussi les bobas se propagent-ils promptement, et beaucoup de familles brésiliennes sont-elles plus ou moins attaquées de ce virus ; sou-vent, on ne cherche même pas à arrêter les effets de la maladie.

Les bobas et la syphilis présentent cer-taines analogies qui tendraient à faire croire

que ces deux affections sont identiques.
Comme la syphilis, les bobas sont contagieux et héréditaires; ceux-ci, toutefois, paraissent plus essentiellement contagieux,
puisqu'il n'est point nécessaire que l'épiderme soit enlevé pour que l'infection ait
lieu. Comme la syphilis, les bobas affectent
le cuir chevelu, la paume des mains, la
plante des pieds, le périnée, le pourtour de
l'anus, la voûte palatine; lorsqu'ils sont le
résultat d'un coït impur, ils peuvent se rencontrer à la verge et aux bourses. Cependant si nous trouvons de l'analogie entre
ce que nous avons appelé bobas secs et
certaines variétés de la syphilis, comme les
syphilides squameuses, nous relèverons
une grande dissemblance sous le rapport
des caractères physiques et de la marche
de l'affection entre les chancres ou ulcérations syphilitiques et les bobas proprement

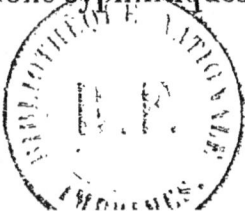

7

dits; nous dirons enfin que les bobas, en général, sont peu douloureux, et qu'à l'exception de ceux qu'on observe à la muqueuse buccale, ils exercent rarement une influence fâcheuse sur les os.

Dans l'état actuel des choses il nous semble fort difficile de décider si les bobas constituent une affection essentiellement différente de la syphilis, ou si cette maladie n'en est qu'une variété, modifiée par des conditions de climat et d'habitudes. L'étude de ces deux maladies suivies dans des circonstances parfaitement identiques, peut seule fournir les éléments d'une opinion bien éclairée; faute d'observations assez complètes, nous laisserons à d'autres observateurs le soin de résoudre ce problème.

Les bobas sont d'une guérison assez facile, mais il faut persévérer dans le trai-

tement et le continuer longtemps après
que tout symptôme local a disparu. Malheureusement il est impossible de faire comprendre à l'immense majorité des Brésiliens que, lors même qu'il n'existe plus
aucun symptôme local, le mal n'en persiste
pas moins ; ils cessent le traitement longtemps avant la guérison complète; dès lors
le mal, un instant arrêté dans sa marche,
ne tarde pas à reparaître.

Le remède héroïque contre cette affection, celui qui depuis vingt ans a constamment réussi au docteur Faivre, consiste à
employer l'oxyde rouge de mercure à la
dose de deux centigrammes par pilule, une
première le matin, une seconde le soir.
Sous l'influence de ce traitement, on voit
rapidement les symptômes locaux s'amender et disparaître; mais le traitement doit
se continuer au moins pendant l'espace de
trois mois.

Lorsque les affections locales sont d'une grande étendue, on obtient de très bons résultats en saupoudrant la plaie avec une poudre composée de calomel et d'arsenic. Cette médication' toute locale active beaucoup la cicatrisation des plaies. Et cependant, malgré la facilité que l'on a à se procurer le remède, pour ainsi dire spécifique contre l'affection des bobas, le nombre des bobatiques est très considérable au Brésil, non seulement parmi les noirs, mais encore parmi les blancs. Nous avons dit les causes qui tendent à propager le mal ; quelques précautions bien simples suffiraient pour écarter la contagion, mais dans ces climats tropicaux l'homme est si indolent, si peu soucieux de lui-même, qu'indifférent à la conservation de son espèce, et tout entier au présent, il ne songe ni à se préserver de l'infection, ni à combattre

un mal avec lequel il peut vivre généralement sans éprouver de douleurs, et dont
les effets désastreux n'atteignent que la
descendance. C'est à cette coupable indifférence qu'il faut attribuer en partie la constitution dégénérée des jeunes Brésiliens ;
chez eux le principe de la vie est empoi-
sonné dès sa source.

Du Goitre.

L'affection du goître est très commune
dans certaines parties du Brésil; dans la
province de Saint-Paul, à Caldas Novas, à
Santa Crux, province de Goyas, la plus
grande partie des habitants en sont atteints. En général cette altération se rencontre fréquemment dans tout l'intérieur
du Brésil. Les habitants du littoral de la
mer en sont à peu près exempts, cir-

constance qui paraît tenir autant à l'influence .de la mer qu'à des conditions géo-
logiques.

Au Brésil tous les goîtres sont identiques
ou à peu près, et ne diffèrent pas sensiblement de ceux que l'on observe en Europe,
tant sous le rapport de l'anatomie patho-
logique que sous celui de la marche et du
développement de la maladie. Ils peuvent
acquérir un volume assez considérable pour
suffoquer le malade.

Chose digne de remarque, le goître au
Brésil ne s'accompagne pas de crétinisme.
Un goîtreux épouse une goîtreuse, ils donnent naissance à des goîtreux, mais nullement à des crétins. Le docteur Faivre, qui
a longtemps habité les provinces du centre
et les a parcourues à diverses reprises, n'à
rencontré qu'un seul crétin, encore la mère
n'était-elle pas goîtreuse : il existe donc

sous ce rapport une très grande différence entre le goître tel qu'on l'observe en Europe, et celui qu'on remarque au Brésil. Quant aux conditions sous l'influence desquelles paraît se développer la maladie, on peut les rattacher à des circonstances atmosphériques telles que chaleur humide et air peu renouvelé par les brises, ainsi qu'à des conditions locales. En effet, dans beaucoup de localités où règne le goître, le pays n'est point montagneux, ce sont des plaines coupées par des collines, la sécheresse s'y fait sentir pendant quatre mois de l'année, les autres mois sont chauds et humides. En général, il n'est pas rare de rencontrer des scrofuleux là où se trouvent des goîtreux.

Le régime des habitants ne saurait expliquer la cause du goître, ce régime est le même pour tous les Brésiliens. Or, ceux qui

vivent sur le littoral sont presque complétement exempts de cette affection.

C'est dans les eaux dont on fait usage
qu'il faudrait en rechercher l'origine. Suivant nous, le goître ne saurait être attribué
à la présence de sels calcaires dans les
eaux que boivent les indigènes. Les contrées où cette maladie est répandue reposent sur le granite, le gneiss, le quartz,
le schiste, à peine rencontre-t-on quelques
filons de carbonate de chaux, et ceux-ci
presque toujours sont à l'état de marbre.
Les sources ne contiennent pas de chaux
en solution, et cependant plus des trois
quarts de la population sont affectés de
goître. Les sources des environs de Santa-
Crux, de Caldas Novas, et la plupart de
celles qu'on trouve dans les Sertoës naissent
d'un burytisal; on appelle de ce nom les
sources où croît le palmier *burytis mau-*

ritia vinifera. A leur sortie de terre, elles
coulent sur une pente douce, et sont constamment très ombragées. D'après le docteur Faivre, l'eau de ces sources est privée
d'air atmosphérique et contient de l'azote :
dans leur cours lent et ténébreux, elles ne
peuvent se charger d'air atmosphérique,
ni perdre leur azote; l'absence de l'un de
ces gaz, la présence de l'autre, sont, dans
l'opinion de ce savant, la cause du développement du goître; il fait, en outre, observer que, malgré la faible quantité d'a-
zote dissoute par l'eau, on ne saurait dire
dans quelle proportion ce gaz agit sur le
corps thyroïde. L'explication que nous
rapportons ici nous paraît d'autant plus
plausible que les habitants de la ville qui
emploient l'eau de ces sources, quand elles
ont déjà parcouru un certain trajet, sont
moins attaqués du goître que ceux des

campagnes qui puisent directement l'eau à
la source. Un fait remarquable vient encore
confirmer cette probabilité : à Meia Ponte,
chez le colonel Joachi Alvès de Olivera, une
source jaillissante fournit aux besoins de
la fazende, et aucun des membres de cette
habitation, qui ne compte pas moins de
3oo personnes, n'est goîtreux, tandis
qu'aux environs presque tous ceux qui font
usage de l'eau des sources voisines, portent
des goîtres. La source jaillissante, dont il
vient d'être question, passe dans le pays
pour avoir la vertu de guérir les goîtres.
Effectivement, les goîtreux qui boivent de
ses eaux, voient leur affection diminuer :
cette amélioration s'explique sans peine ;
tant que les malades font usage de l'eau de
cette source, ils ne sont pas soumis aux
influences fâcheuses de l'eau des autres
sources ; la cause du goître n'existant plus,

l'affection naturellement diminue : telle est,
suivant nous, la manière la plus rationnelle d'interpréter l'action médicatrice de
cette eau ; son analyse jetterait un grand
jour sur ces hypothèses; malheureusement
personne n'a songé à l'entreprendre.

Dans la province de Saint-Paul, la constitution géologique offre une grande analogie avec celle de la province de Goyas,
les conditions atmosphériques sont aussi à
peu près identiques, les habitants font
usage pour leurs besoins domestiques·
d'eaux de sources que n'ombragent plus,
il est vrai, les burytis, parce que la latitude
de Saint-Paul ne convient pas à cette espèce de palmier, mais elles coulent lente-
ment, et ne peuvent que difficilement se
charger d'air atmosphérique dans leur
cours ; aussi le nombre des goîtreux est-il
très considérable à Saint-Paul. Ici, comme

à Goyas, la cause du goître réside probablement dans la nature des eaux, mais
l'analyse n'en ayant pas été faite, nous ne
pouvons qu'émettre des conjectures sur les
causes déterminantes de cette affection,
sans rien affirmer de précis à ce sujet.

Le goître au Brésil guérit, en général, assez facilement par l'administration des préparations d'iode. Le docteur
Faivre nous a cité plusieurs cas, dans lesquels des goîtres très considérables ont
rapidement diminué de volume sous l'influence d'une médication qui consistait à
frictionner la tumeur avec une pommade
d'iodure de potassium, et en administrant
la teinture d'iode à l'intérieur. Avec des
moyens aussi énergiques de médication,
on a peine à s'expliquer ce grand nombre
de goîtreux qui affligent les regards au
Brésil ; mais quand on considère d'une part

que le goître dans les provinces où on l'observe est regardé comme une beauté, de
l'autre que les Brésiliens sont d'une insou-
ciance et d'une apathie que rien ne peut
ébranler, on cesse bientôt de s'étonner en
voyant l'affection du goître persister et
s'étendre là où il serait si facile de la combattre et d'en délivrer la population.

Remarques sur la maladie connue au Brésil sous le nom d'opilaçào, opilation.

Il règne au Brésil une maladie désignée
sous le nom d'*opilaçao;* elle attaque surtout
les noirs et particulièrement les noirs neufs,
c'est-à-dire récemment apportés d'Afrique
Cette maladie, caractérisée par une anémie
générale, une perversion du goût, et l'hypertrophie du foie, entraîne inévitablement
la mort, si les remèdes qu'on peut lui opposer ne sont pas administrés en temps
opportun.

Elle sévit non seulement sur les noirs,
mais elle atteint encore les mulâtres et les
Brésiliens. On la voit se développer chez
de jeunes sujets, le plus souvent, sur des
enfants de trois à neuf ans; il n'est pas
rare non plus de voir des personnes adultes
en proie à la maladie et y succomber,
quand on n'a rien fait pour la combattre.
Tantôt elle débute par une faiblesse qui
survient graduellement; après un peu d'a-
norexie, un malaise général se déclare, il y
a perte de la vivacité, inappétence, le goût
se pervertit. Les battements du cœur deviennent plus violents et s'accompagnent de
bruit de souffle au premier temps, ce bruit
se prolonge dans les artères carotides;
chez les noirs, la peau perd de sa couleur,
elle devient cendrée, les muqueuses des
lèvres et des conjonctives pâlissent, elles
paraissent exsangues, la respiration devient

plus laborieuse, les fonctions digestives se troublent, l'appétit est irrégulier, le ventre, quelquefois paresseux, est ordinairement relâché. Dans cette période de l'affection le malade, en général, n'a pas de fièvre, mais la peau est sèche, et la transpiration incomplète; son état cependant ne présente encore aucun symptôme inquiétant.

Cette phase de la maladie est extrêmement importante à saisir; car si, dès cette époque, aucun moyen n'est employé pour combattre le mal, tantôt les premiers symptômes s'aggravent, la perversion du goût augmente, les malades éprouvent alors un besoin violent de manger de la terre, et rien ne peut les en empêcher; il est même nécessaire de recourir à des moyens mécaniques pour les empêcher de se livrer à ce penchant irrésistible. Parvenue à ce point, la maladie est très grave. Des organes im-

portants de la cavité abdominale se sont
pris, le foie a augmenté de volume dans
toutes ses parties, sans que le malade ait
cependant éprouvé de douleur ni de fièvre;
souvent même lorsqu'on a négligé de pal-
per le ventre dans les premiers temps de
l'affection, on ne s'aperçoit de l'hypertrophie de l'organe que par le volume de l'abdomen. Cette période de la maladie, l'hypertrophie du foie, a produit des symptômes qui en sont le résultat mécanique.
La veine-porte comprimée par l'augmen-
tation de chacun des éléments constituants
de l'organe ou de l'un d'eux seulement, ne
permet plus au sang abdominal un libre
retour au centre de la circulation; il s'é-
panche de l'eau dans la cavité abdominale
et une ascite se forme. Dans un grand
nombre de cas, le volume de la rate s'est
également accru, mais son hypertrophie

qui, d'ailleurs, s'opère sans douleur, est moins prononcée proportionnellement que celle du foie ; elle survient, du reste, beaucoup plus tard.

Telle est, le plus ordinairement, la marche de la maladie; mais cette marche n'est pas toujours la même. Quelquefois la perversion du goût éclate tout d'abord, ce phénomène s'observe surtout chez les noirs exposés aux miasmes paludéens; cette perversion ne tarde pas à être accompagnée de tous les symptômes relatés ci-dessus, et qui ne diffèrent en rien de ceux que l'on rattache à la chlorose. D'autres fois, c'est le foie qui se prend le premier, et à mesure que l'hypertrophie augmente, les signes d'anémie apparaissent, et la perversion du goût se déclare. L'opilaçaô vient souvent compliquer les fièvres intermittentes; mais, plus souvent encore, cette affection succède

8

à la fièvre intermittente, surtout lorsque
celle-ci s'est prolongée pendant longtemps;
dans l'un et l'autre cas les altérations des
organes glanduleux de l'abdomen précèdent
la perversion du goût et les phénomènes
de la chlorose. Quel que soit le début de
l'affection, si rien ne vient entraver sa
marche, le dénouement n'est pas douteux;
la mort est inévitable. Dans les dernières
périodes de la maladie les symptômes du
côté du cœur se sont, de beaucoup, aggra-
vés; les battements sont irréguliers, fréquents et accompagnés d'un bruit de souffle
très prononcé, et qui s'étend jusque dans
les gros troncs artériels; les muqueuses se
sont presque entièrement décolorées, de la
dyspnée est survenue, et à l'ascite s'est
joint un œdème général. La face est bouffie,
mais les membres inférieurs sont surtout
le siége de cet œdème, sans doute à cause

de la compression de la veine cave par le foie hypertrophié.

La maladie peut durer longtemps avant d'aboutir à son dénouement fatal; elle se prolonge quelquefois pendant deux ou trois ans; en général, cependant, la mort arrive plus promptement.

A l'autopsie, les altérations qu'on rencontre sont constamment les mêmes : le liquide qui constitue l'œdème et l'ascite, offre les mêmes caractères que ceux qu'on observe dans tous les cas d'ascite et d'œdème. Le cœur a singulièrement augmenté de volume, ses cavités se sont agrandies, mais les parois ne paraissent pas avoir pris plus d'épaisseur; le sang qu'il contient ainsi que le sang renfermé dans les gros vaisseaux est fluide et sans consistance; il n'a point cette couleur foncée qu'on remarque chez les individus qui ont succombé

à des accidents ou à une maladie aiguë. Les
poumons sont engorgés par du sang et de
la sérosité. Le foie hypertrophié offre un
aspect analogue à celui que présentent les
foies gras. La rate est simplement hyper-
trophiée, les ganglions mésentériques sont
durs et gonflés. La masse encéphalique
n'offre rien de remarquable, la pie-mère
contient de la sérosité. Les chairs sont
flasques et décolorées, mais la flaccidité
pourrait être attribuée à un commencement de putréfaction.

Cette maladie, assez fréquente dans
toutes les parties du Brésil, notamment
depuis Rio de Janeiro jusqu'aux provinces
du Nord, est heureusement assez facile à
combattre. Ici, comme pour la chlorose,
l'emploi du fer est la meilleure des médi-
cations; ce remède, convenablement administré et en temps opportun, agit toujours

avec efficacité. Le docteur Faivre, qui habite
le Brésil depuis plus de vingt ans, nous a
dit n'avoir jamais échoué avec ce médica-
ment, lorsqu'on l'avait appelé à temps.
Sous l'influence de la limaille de fer por-
phyrisée, on ne tarde pas à voir les fonctions digestives se rétablir peu à peu, l'état
général s'amender, et après un traitement
plus ou moins long, selon le degré d'intensité de l'opilaçaô, le malade recouvre
entièrement la santé. Ce n'est pas seulement au début de l'affection que le fer agit
puissamment ; il est encore temps de l'ad-
ministrer avec succès, alors même que les
organes abdominaux ont éprouvé des
altérations.

Quant aux causes sous l'influence desquelles cette affection paraît se développer,
on peut, suivant nous, les attribuer à la
nature du climat du Brésil, ainsi qu'à l'hy-

giène suivie par ses habitants et à laquelle
les noirs sont soumis. Le climat du Brésil, à
partir de Rio jusqu'au fleuve des Amazones,
est un climat très débilitant; les chaleurs
y sont en général très fortes, très humides,
partout elles ôtent toute espèce de force et
d'énergie. Avec ces conditions atmosphériques, les fonctions digestives languissent;
il serait nécessaire de réveiller et d'exciter
l'appétit par des stimulants qui soutien-
draient, en même temps, ces mêmes forces
digestives.

Cette hygiène, dictée par le simple bon
sens, est-elle observée au Brésil? nullement.
Les Brésiliens et surtout les noirs ont un
système de nourriture peu en harmonie
avec les besoins de leur climat. A l'exception du porc, ils mangent peu de viande,
et consomment en revanche beaucoup de
farineux. Cette alimentation vicieuse existe

surtout parmi les noirs. En général ils
mangent fort peu de viande, et celle qu'on
leur distribue pèche souvent par la qualité ;
c'est de la *carne sèche*, lambeaux de chairs
séchées au soleil, privées d'une partie de
leurs sucs nutritifs et souvent altérées. Leur
principale nourriture consiste en haricots
et en farine de manioc; pour boisson, ils
n'ont que de l'eau. Parfois ils boivent de
l'eau-de-vie de canne dont l'usage trouble
les fonctions digestives loin de les favoriser.
Si à ce mauvais régime on joint une nudité
presque complète et une grande malpropreté, on concevra aisément comment sous
de telles influences les altérations peuvent
se développer dans les différents organes.
L'estomac devient paresseux, les aliments de
mauvaise nature ne sont pas suffisamment
élaborés, le peu de parties nutritives qu'ils
contiennent ne suffit pas pour réparer les

pertes de l'économie, le sang conséquemment s'appauvrit. Ce serait donc dans des
conditions hygiéniques mieux établies qu'il
faudrait chercher le moyen de prévenir une
maladie beaucoup trop commune, et qui
contribue à l'affaiblissement de la population. Le fer est un remède certain contre
cette affection; mais au Brésil il est difficile, pour ne pas dire impossible, de faire
comprendre qu'un remède, pour agir avec
toute l'efficacité qu'on en attend, doit être
administré pendant un temps plus ou moins
long, suivant la gravité et l'ancienneté
de la maladie. A peine le mieux se fait-il
sentir, lorsque les symptômes alarmants ont
disparu, le malade cesse tout traitement;
l'affection dès lors n'a éprouvé qu'un temps
d'arrêt, elle ne tarde pas à se reproduire à
une époque plus ou moins éloignée. Cependant, la constitution se détériore, le mal

prend plus de ténacité, le remède devient de moins en moins efficace : c'est ainsi qu'après un certain laps d'années on n'aperçoit plus qu'une race dégénérée et chétive là où avec plus de régularité, plus de persévérance dans le traitement, et plus d'intelligence dans le régime alimentaire et hygiénique, la population serait sans nul doute active et valide.

Ces remarques s'appliquent surtout aux cas d'opilaçaô qu'on observe dans les endroits marécageux où la maladie débute par des engorgements du foie. Dans ces localités, il suffirait souvent d'habiter un premier étage pour n'être pas exposé aux miasmes paludéens; mais la routine est là qui, plus forte que la raison, veut que les maisons n'aient qu'un rez-de-chaussée toujours humide et malsain. Il n'en faut pas davantage pour énerver les constitutions les

plus robustes et appauvrir insensiblement
l'empire dans sa richesse la plus précieuse,
dans sa population.

Des établissements morphétiques et de la morphée au Brésil.

De toutes les maladies qu'on observe dans
les pays intertropicaux, la plus affreuse,
sans contredit, est celle désignée au Brésil
sous le nom de Morphée : elle ne paraît pas
différer essentiellement de l'éléphantiasis
des Grecs ou lèpre tuberculeuse. Chaque
jour le nombre des personnes atteintes de
cette affection augmente, et néanmoins à
peine quelques lieux de refuge sont-ils ou-
verts.

Lorsqu'on réfléchit aux faibles moyens
employés pour combattre une affection
sans cesse envahissante qui menace de dé-

cimer une population déjà trop faible pour occuper les régions immenses au milieu desquelles elle est disséminée, on ne peut s'empêcher de gémir sur cette impré- voyance fatale qui livre des populations entières à la merci d'un fléau destructeur. On dirait que là où la Providence a dispensé ses dons avec le plus de libéralité, l'homme prend à tâche de combattre ses bienfaits, et de lui jeter en défi son apathique insou- ciance.

Les morphétiques se rencontrent en grand nombre dans toute l'étendue du Brésil, à l'exception toutefois de Rio-Grande : cette province, située plus au sud, présente des conditions atmosphériques moins favora- bles au développement de cette affection, et les mœurs de ses habitants sont plus en rapport avec les préceptes hygiéniques. Tout le reste de l'empire, sur le littoral de

la mer comme dans l'intérieur des terres,
compte une foule de morphétiques. Pourtant il n'existe que trois établissements
destinés à recevoir ces infortunés, et de
quels soins encore y sont-ils l'objet ! Cette
insuffisance, sans nul doute, est regret-
table; on aurait tort, cependant, d'en faire
un grief d'accusation contre le pays. Le
Brésil sort à peine de son berceau; il faut
du temps pour former une nation, et la
civilisation ne saurait s'y implanter tout
d'un coup. Ne cherchez pas au Brésil le
confortable comme en Europe; le simple
bien-être y est presque inconnu, ou du
moins le Brésilien en fait peu de cas. Dès
lors, comment s'étonner qu'il regarde d'un
œil indifférent les ravages que la morphée
exerce sur son pays, lorsque lui-même ne
prend aucun souci de sa propre conservation? Parfois, il est vrai, quand le fléau

redouble d'intensité, il semble vouloir se
rattacher à la vie et combattre une affection
qui menace ses jours. Dans les épidémies
furieuses on a vu le peuple se porter en
foule sur certains points réputés privilé-
giés, pour y chercher la santé; mais les
présidents des provinces sont restés insensibles à ces mouvements des populations
souffrantes: personne n'a songé à prendre
les dispositions même les plus simples pour
apporter un léger soulagement à de si
grandes misères. La sollicitude des gou-
vernements pour les souffrances du peuple
est-elle donc l'apanage exclusif des pays
avancés en civilisation? Disons-le à la gloire
de la France, il faudrait, pour les morphétiques du Brésil, le généreux dévouement
des Pinel et des Esquirol pour les aliénés;
le zèle et la science de ces amis de l'humanité feraient bientôt disparaître les obsta-

cles qu'un froid égoïsme regarde toujours comme invincibles.

Les établissements destinés à recevoir les morphétiques au Brésil sont au nombre de trois ; il en existe un dans chacune des principales villes de cet empire : à Rio de Janeiro, à Bahia, à Fernambouc.

L'hôpital des morphétiques à Rio de Janeiro est situé sur la plage de Saint-Christophe, l'un des sites les plus riants de la magnifique rade de Rio. Les bâtiments vastes et aérés reposent sur une éminence élevée de plusieurs mètres au-dessus du niveau de la mer, ils sont à l'abri de toute humidité.

C'était autrefois un couvent de bénédictins ; Jean VI, roi de Portugal, lors de son séjour au Brésil, le convertit en hôpital consacré aux lépreux. Après le départ de ce prince, l'hôpital reçut une autre destina-

tion, on en fit une caserne: depuis 1832, il a
été rendu aux morphétiques. Les bâtiments
sont assez élégants. Ils renferment deux
corps de logis principaux, composés d'un
rez-de-chaussée et d'un premier étage; des
constructions servant de communs les re-
lient à la partie postérieure ; sur le devant
s'étend une jolie façade avec galerie couverte où l'on peut se promener en tous
temps, et d'où l'on jouit d'une des plus
belles vues du monde.

Les malades sont logés dans chacun des
bâtiments latéraux, ils occupent des cham-
bres ou des dortoirs ; les hommes et les
femmes habitent des parties séparées. Un
terrain clos de murs forme l'enceinte des
bâtiments ; son étendue est assez considérable pour permettre aux malades de prendre tout l'exercice dont ils ont besoin. Nul
emplacement ne convient mieux pour un

hôpital : situé près de la ville, il est facile d'en tirer toutes les ressources nécessaires; sa distance cependant est assez grande pour que le bruit et l'agitation de Rio n'arrivent pas jusqu'aux malades. Sa proximité de la mer et son assiette élevée lui permettent de profiter de la plus légère brise : aussi l'air se renouvelle-t-il avec facilité dans les bâtiments. Du côté de la terre, les montagnes qui entourent la baie de Rio s'éloignent assez de l'hôpital, pour laisser un libre accès à la brise de terre ; son souffle rafraîchissant ajoute encore à la salubrité de ce lieu.

Les bâtiments sont d'une bonne construction, bien aérés et parfaitement secs ; mais si la position et la bonne distribution de l'hôpital réunissent les plus heureuses conditions d'hygiène, il n'en est pas de même des soins donnés aux malades. L'hôpital peut en contenir une centaine. A l'époque où je le visitai (années 1844-45), il en renfermait soixante-dix ; un tiers était fourni par des femmes. J'y ai vu des blancs, des noirs et des mulâtres, depuis l'âge de dix à douze ans jusqu'à quarante-cinq et cinquante ans. Au nombre de ces infortunés, se trouvaient un Français et un Anglais. Outre l'aspect hideux du mal qui les dévore, tous offraient le spectacle de la plus affreuse misère et de la détresse la plus complète. Pour lit ils n'ont que des nattes, et c'est à peine si une mauvaise couverture de laine, d'une horrible saleté, les préserve du froid. A la vérité les malades en chambre sont dans un dénûment moins absolu ; ils jouissent d'un lit, d'une chaise, d'une table et de quelques vêtements ; mais les noirs logés dans les dortoirs sont réduits à un degré de misère qui dépasse tout ce que

l'imagination peut se figurer de plus horrible.

Un surveillant et sa femme sont chargés
d'assurer la régularité du service qui se
fait par des noirs. Ici encore existe un vice
d'organisation très préjudiciable aux malades ; mais on ne doit en charger personne,
c'est la conséquence des mœurs du pays.
Un service d'hôpital confié à des noirs esclaves ne saurait être un service bien fait.
Un noir esclave est essentiellement paresseux, cherche toujours à faire le moins
d'ouvrage possible, et s'il n'a derrière lui
le fouet qui le menace, on peut être certain
qu'il négligera ses fonctions; dans l'état
actuel des choses, ce service est plutôt une
complication qu'un auxiliaire au profit des
malades.

Un médecin est attaché à l'établissement,
mais à peine y vient-il une fois tous les

mois; les malades ne sont soumis à aucun traitement; mal vêtus, mal nourris, on ne pratique à leur égard aucune des règles de l'hygiène si nécessaire dans les pays chauds.

J'ai voulu consulter les registres de l'hôpital et voir s'il serait possible d'y trouver quelques renseignements tant sur le nombre des malades admis, que sur la rapidité des progrès de l'affection et le genre de mort auquel succombaient les morphétiques; je voulais en un mot recueillir quelques notes de statistique, mais je m'aperçus bientôt que des renseignements incomplets, sans suite ni méthode, les seuls que fournissent les registres de l'hôpital, ne seraient d'aucune valeur; je préférai donc renoncer à ces recherches intéressantes plutôt que de présenter des relevés défectueux. A Bahia je fus plus heureux, je trouvai un établis-

sement mieux tenu, plus de sollicitude
pour les malades, un médecin zélé et
éclairé, tous les éléments, en un mot, d'un
bon hôpital, et cependant Bahia n'est point
la capitale de l'empire; de l'hôpital de
Bahia on n'aperçoit pas les fenêtres du
palais de l'empereur dont les jardins
s'étendent jusqu'aux murs des Lépreux de
Rio !

L'hôpital des Lazzares de la province de
Bahia, placé sous l'invocation de saint
Christophe, est situé au sud de Bahia, à
quatre kilomètres environ de la ville, dans
une vallée fertile et pittoresque désignée
sous le nom de Quinta. Les bâtiments de
l'hôpital, ainsi que la plupart des constructions solides qu'on observe au Brésil, con-
stituaient un couvent; les Jésuites l'occu-
paient.

En 1787, don Rodriguez, gouverneur de

la province de Bahia, le convertit en hôpital, et y fit ajouter une aile. Aujourd'hui
l'hôpital se compose d'un corps principal
de logis, avec rez-de-chaussée et premier
étage, et de deux ailes également à étage
qui s'avancent sur la façade et sont réunies
entre elles par une grille. Un bassin placé
au milieu de la cour fournit l'eau nécessaire
aux besoins de l'établissement. Au rez-de-
chaussée se trouvent les communs et des
bains d'eau douce et d'eau rendue sulfureuse.
Les malades occupent le premier étage. Un
surveillant et sa femme résident dans l'établissement et veillent à la régularité du
service, qui se fait par des esclaves appartenant à l'hôpital : il en est de même à Rio
de Janeiro; mais les noirs de Bahia sont
plus actifs et plus intelligents, le service
laisse moins à désirer. Un jeune médecin
dont je regrette de ne plus me rappeler le

nom, est attaché à l'établissement ; chaque matin il vient faire la visite, essaie sur différents malades divers modes de traitement et apporte un grand soin à faire observer les préceptes d'hygiène envers les morphétiques. Aussi ceux-ci sont-ils mieux tenus, plus propres; c'est toujours, il est vrai, l'aspect hideux de la maladie, mais il ne se complique pas du spectacle désolant de la misère et de la malpropreté. Autour des bâtiments de l'hôpital sont les terrains qui en dépendent ; ils ne sont pas en friche comme à Rio, loin de là, ils sont cultivés avec soin et fournissent les légumes nécessaires à l'établissement : le surplus est porté à la ville et vendu au profit de la maison.

L'hôpital a des revenus propres dont le chiffre s'élève à 14,000 francs environ; un impôt est perçu à Bahia sur la farine de manioc, qui se vend dans la ville; le prix en est affecté à l'hôpital, et lui constitue une rente de près de 40,000 fr.

L'hôpital de Saint-Christophe de Bahia renferme de 5o à 6o malades, les hommes et les femmes y sont en égale proportion; parmi eux se trouvent des blancs, des noirs et des mulâtres. A l'époque de ma visite, on y comptait 51 malades, 26 hommes et 25 femmes; parmi les hommes deux enfants de douze à treize ans, parmi les femmes un enfant de neuf à dix ans. Le nombre des hommes blancs malades était plus considérable que celui des noirs et des mulâtres réunis; chez les femmes, au contraire, les négresses malades étaient plus nombreuses que les femmes blanches.

L'âge moyen des malades variait entre trente et cinquante ans; l'hôpital contenait quelques vieillards; une femme l'habitait

depuis quarante ans, elle y avait été admise
à l'âge de douze ans , elle entrait alors dans
sa cinquante-troisième année : chez la plupart la maladie remontait à douze ou quinze
ans.

Parmi les malades que je passai en revue,
les uns ne présentaient aucune trace de
tubercules sur la face, mais leurs doigts
étaient rétractés, leurs membres étaient
affectés d'un sentiment de fourmillement,
la sensibilité était perdue, et la transpiration ne s'effectuait plus.

D'autres, également sans traces de tubercules à la face, éprouvaient dans les membres des engourdissements et des fourmil-
lements; ils avaient perdu les orteils; ceux-
ci s'étaient généralement détachés, la cicatrice s'était très bien opérée; dans quelques
cas les orteils n'étaient pas tombés, mais
ils avaient subi une sorte de diminution

très remarquable; la phalange unguéale,
surtout, avait presque entièrement disparu
chez plusieurs, sans qu'il y ait eu aucune
trace de plaie. Mais chez le plus grand
nombre des malades, on observait des tubercules à la face; beaucoup avaient le nez
complétement déformé : cette déformation
reconnaissait pour cause principale l'ab-
sorption ou la chute des cartilages nasaux.
Plusieurs avaient la voix altérée; la muqueuse buccale et palatine était le siége de
saillies tuberculeuses à surface légèrement
excoriée : ces derniers avaient presque to-
talement perdu le sens de l'olfaction. Tous
conservaient un bon appétit, et faisaient
des repas copieux. Quelques uns avaient
une grande propension à la somnolence,
d'autres n'éprouvaient rien de semblable.
Le plus grand nombre des malades admis à
l'hôpital provenaient de la province de

Bahia, ils habitaient les bords de la mer, et surtout l'île d'Itaparica, située à l'entrée de la baie. Le genre d'alimentation expliquerait peut-être la fréquence de la maladie parmi cette population maritime; leur principale nourriture consiste en poisson et en baleine : on sait que la chair de ce mammifère est très huileuse, et offre quelque analogie avec celle du porc.

Faute de renseignements précis sur les antécédents de la maladie, et l'état de santé des père et mère, je suis obligé de passer sous silence ces considérations importantes.

Chez tous les malades, sans exception, on remarquait une inappétence des organes génitaux, un affaiblissement intellectuel, un défaut de transpiration et de sensibilité dans les parties affectées.

Il m'a été permis de consulter les registres

de l'hôpital des Lazzares de Bahia, aussi
puis-je donner ici le relevé des malades en-
trés à l'hôpital depuis la fondation de cet
établissement, le 21 août 1787, jusqu'au
12 novembre 1842.

Blancs. 270
Mulâtres 276
Noirs. 484

Total 1029

Morts 779
Sortis sans avoir été atteints de mor-
phée 64
Malades présents. . . . 67
Ces malades se classaient de la manière
suivante :

Hommes blancs. . . . 178
Femmes blanches. . . . 92
Hommes mulâtres . . . 158
Femmes mulâtres . . . 118

Noirs. 254

Négresses. . . . 229

———————

Nombre égal. . . 1029

Au premier coup d'œil, ce relevé semble-
rait indiquer que le nombre des morphétiques n'est pas aussi considérable que nous
le disions au commencement de ce travail,
puisque l'hôpital Saint-Christophe de Bahia,
dans l'espace de cinquante-quatre années,
n'a reçu que 1029 malades; mais il faut
bien se garder, au Brésil, de conclure de la
fréquence d'une maladie d'après le nombre
des personnes admises à l'hôpital : un grand
nombre d'indigènes sont indifférents au
mal qui les consume; d'autres ne peuvent
se rendre à l'hôpital, par suite de la difficulté des moyens de transport; quelques
uns même savent à peine s'il existe des établissements consacrés au soulagement de
cette affreuse maladie. On se tromperait

donc étrangement si l'on cherchait dans les hôpitaux du Brésil la statistique des maladies du pays : le nombre des personnes qui y sont admises n'indique, même dans les établissements les mieux tenus, que le chiffre flottant des malades, et rien de plus; il est impossible d'en tirer aucune conséquence rationnelle, quant à la fréquence des affections qui sévissent sur la population. Un fait, cependant, ressort évidemment du relevé que nous avons donné ; c'est que, relativement à la population blanche, le nombre des morphétiques blancs est très considérable. Les blancs sont-ils plus exposés à contracter cette maladie, ou plutôt, moins insouciants que les mulâtres et les noirs, viennent-ils plus volontiers chercher un refuge là où on leur fait espérer un soulagement à leurs maux, c'est ce qu'il ne m'appartient pas de décider : la science

manque d'observations assez précises et
assez suivies pour qu'on ne se renferme
pas dans un doute prudent sur cette question encore peu étudiée. Ainsi qu'on l'a vu,
le nombre des noirs atteints de morphée
égale presque celui des blancs et des mulâtres réunis, il reste faible néanmoins comparativement à la population noire; mais,
il faut le répéter, on ne peut tirer aucune
induction de ces relevés.

J'ai été heureux de rencontrer à Bahia
un hôpital de morphétiques bien tenu,
administré avec sagesse et intelligence au
point de vue médical et des soins hygiéniques, je ne saurais en dire autant de l'hôpital des lépreux établi à Fernambouc. Cet
établissement, connu sous le nom de Santo-
Amaro, est situé au nord de la ville, à deux
kilomètres environ de distance. Les bâtiments qui le composent menacent ruine,

ils n'ont pas d'étage; les dortoirs sont établis au rez-de-chaussée, position d'autant
plus malsaine, qu'on a bâti sur la rive
droite du fleuve Bébiribi, dont les bords
sont très marécageux.

A l'hôpital de Santo-Amaro, j'ai vu une
vingtaine de malades, hommes et femmes,
dans un état de misère et de saleté des plus
affligeants. Aucun secours médical n'est
donné à ces malheureux, on les croirait to-
talement abandonnés.

Ce n'est donc qu'à Bahia que les malheureux morphétiques reçoivent des soins bien
entendus; là seulement un médecin éclairé
cherche à combattre la maladie, mais
jusqu'ici ses soins ont été infructueux;
dans l'état actuel des choses un morphétique est voué à une mort certaine.

Essayons de décrire cette terrible maladie. La morphée affecte essentiellement

l'âge adulte, cependant elle se déclare souvent avant l'âge de la puberté, mais rarement après quarante ou cinquante ans.

Rien dans la constitution, ni dans la santé générale, n'annonce l'apparition du fléau. Des taches variables dans leur largeur, changeant de couleur, le plus souvent d'une teinte violacée, se montrent sur le visage ou sur différentes parties du corps; un peu rugueuses au toucher, elles enlèvent à la peau sa sensibilité et sa propriété exhalante sur les points attaqués; elles augmentent par degré en nombre et en étendue. Ce premier symptôme de la maladie peut durer sept à huit mois; à cette époque, des tubercules surgissent, soit aux points primitivement maculés, soit aux endroits où l'on n'avait aperçu aucune tache; ces tubercules qui s'observent sur toute la surface du corps, apparaissent

plus spécialement à la face, aux oreilles,
aux sourcils, etc., ils augmentent en épaisseur et peuvent acquérir le volume d'un
œuf de pigeon. Ils donnent la sensation
d'un corps dur et résistant, et sont complétement insensibles, on peut les couper
sans faire éprouver aucune douleur au
malade. Quelquefois il arrive qu'ils sup-
purent; dans ce cas une plaie profonde se
déclare à leur suite, d'autres fois ils se ré-
solvent et disparaissent; mais le plus souvent ils persistent, et augmentent en
nombre et en grosseur. Les larges ulcères
qui quelquefois leur succèdent hâtent la
fin des malades.

Parfois encore, les taches, au lieu d'être
suivies de tubercules, sont remplacées par
de larges pustules. Celles-ci finissent par se
rapprocher et donnent lieu à des ulcérations qui occupent une grande étendue de

la peau. Il découle de ces ulcères une matière purulente qui en s'épaïssissant forme
une croûte dont la chute laisse apercevoir
une surface rougeâtre saignante et d'autant
plus insensible, que la maladie est plus ancienne. Souvent alors on voit la muqueuse
nasale se prendre; des ulcérations s'éta-
blissent, les cartilages nasaux tombent, le
nez se déforme, la voix est altérée et le
mal continuant ses ravages, s'étend aux
bronches, et détermine la mort du malade.

Les taches à la peau, tel est le premier
symptôme de la maladie; l'insensibilité de
la peau là où les taches existent ainsi que
le défaut d'exhalation, constituent le signe
distinctif de l'affection : à ces signes locaux
viennent s'ajouter d'autres symptômes par-
ticuliers qu'on observe chez les morphétiques; des crampes musculaires se font
sentir dans diverses parties du corps, le

malade éprouve des soubresauts dans les
tendons, il devient inquiet, au point de
s'effrayer facilement ; fréquemment il manifeste une grande tendance à la somnolence ;
souvent encore il ressent aux pieds et aux
mains une sorte d'engourdissement et de
fourmillement, puis l'insensibilité survient
et la transpiration disparaît. Les ongles
subissent une modification dans leur couleur et leur texture, ils blanchissent, per-
dent leur souplesse, deviennent friables et
cassants. Plutard les phalanges sont re-
tractées les unes sur les autres, ou bien des
plaies se sont établies à l'extrémité des
doigts ou des orteils et ont amené la chute
de la première, de la seconde et quelquefois même de la troisième phalange : une
cicatrice de bonne nature s'établit après
cette chute. Il n'est pas rare d'observer dès
le début de l'affection une inappétence des

organes génitaux ; mais ce caractère devient
bien plus prononcé à mesure que la maladie fait des progrès. Les organes digestifs
ne paraissent pas souffrir et le patient
semble même armé d'un appétit qui tient
parfois de la voracité. Il n'en est pas de
même des voies respiratoires. Lorsque la
maladie est déjà ancienne, la respiration
paraît laborieuse, soit que le mal ait envahi
ces organes, soit que les poumons se
trouvent fatigués de suppléer depuis longtemps à la perspiration cutanée ; quoi qu'il
en soit, souvent les malades succombent à
une affection de ces organes.

Tels sont les principaux caractères d'une
maladie que rien n'a pu enrayer dans sa
marche : tout individu atteint de morphée
est nécessairement voué à une mort plus
ou moins rapide. Qu'il nous soit permis en
terminant ce travail d'appeler plus parti-

culierement .l'attention sur quelques uns
des symptômes qui viennent d'être exposés :
ils pourront peut-être servir à déterminer
le point de départ de la maladie.

La peau perd, dans les parties affectées,
ses fonctions de sensibilité et d'exhalation.
Les morphétiques éprouvent souvent des
crampes musculaires ou un sentiment d'engourdissement et de fourmillement dans
les membres. Tous ces symptômes semblent se rattacher à une lésion des centres
nerveux; et nous verrons plus tard que
ceux-ci présentent une altération notable.

La morphée est une affection particulière
aux pays chauds, mais il est certaines contrées d'Europe qui offrent à l'étude de
l'observateur une maladie analogue sous
plusieurs rapports à la morphée; je veux
parler de la pellagre.

Toutes deux sont des affections générales

dont la cause première doit être recher-
chée dans une mauvaise hygiène; et la
différence de climat est peut-être la seule
cause de la différence des deux affections.
Je veux dire, par là, que tel individu devenu morphétique au Brésil serait devenu
peliagreux s'il eût habité les pays où la
pellagre est endémique.

Dans ces deux maladies la peau et les
centres nerveux sont constamment affectés,
sans qu'il soit bien possible d'établir si
l'altération de l'un de ces organes a été
la cause ou la conséquence de l'altération
de l'autre. Mais ne cherchons pas à forcer
les analogies, et comme principale différence nous dirons que la pellagre peut
guérir, tandis que jusqu'à présent la morphée s'est montrée rebelle à tout traitement.

Lorsqu'on coupe par le milieu un des

.tubercules précédemment décrits, on aperçoit, au centre d'une espèce de tissu réti-
culé un ou plusieurs utricules qui renferment une substance semblable au lard,
ou à une graisse durcie, s'écrasant facilement entre les doigts et sans odeur particulière. Cette substance finit par se trans-
former en un pus blanchâtre, homogène et
filant qui, à la longue, se fait jour au dehors
et donne lieu à un ulcère.

Les centres nerveux, tels que le cerveau,
le cervelet et la moelle épinière, paraissent
diminués notablement de volume ; on
trouve, en outre, une sérosité abondante
dans les ventricules du cerveau et le canal
vertébral.

Ainsi que le fait très judicieusement observer le docteur Faivre dans son excellent
mémoire sur la morphée, cet épanchement
de sérosité dans les ventricules et le canal

vertébral se montrant ordinairement à la
suite des affections chroniques de l'encé-
phale et de ses dépendances, est la conséquence de la diminution de volume des organes encéphaliques; en effet, cette grande
quantité de liquide aurait amené, pendant
la vie des symptômes de compression, si
elle n'eût servi à remplacer la perte de substance éprouvée par ces organes.

Dans toutes les autopsies de morphétiques qu'il a faites, le docteur Faivre a pesé
les organes encéphaliques, afin de les comparer, soit proportionnellement entre eux,
soit avec les mêmes organes sains pris chez
des sujets divers. Il n'a fait qu'une seule
pesée du cervelet, de la protubérance céré-
brale et du bulbe rachidien, celui-ci coupé
au niveau même du grand trou occipital.
La moelle épinière n'a pas été pesée, parce
que son extraction complète présentait trop

de difficulté ; mais si la diminution de poids des organes encéphaliques se confirme, il sera facile d'en conclure que la moelle épinière participe à la même altération.

Je donne ici les poids reconnus aux organes encéphaliques dans les sept autopsies pratiquées. J'aurais désiré pouvoir vérifier moi-même ces données, non que je doute de l'exactitude des faits annoncés par cet habile médecin, mais il eût été intéressant d'examiner avec soin la moelle épinière d'un morphétique, et de rechercher si, entre les cordons antérieurs et postérieurs de cet organe, il n'existait pas quelque différence dans le volume ou dans la texture ; mais mon séjour limité dans les villes, et les difficultés de tous genres que présente un voyage dans l'intérieur du Brésil ne m'ont point permis de réaliser ce projet.

Homme, 20 ans.

POIDS.

	kil.	gram.
Cerveau.	1	341
Cervelet, protubérance annu-laire et bulbe rachidien. . .	»	142

Homme, 36 ans.

Cerveau.	1	520
Cervelet, protubérance, etc. .	»	166

Homme, 36 ans.

Cerveau.	1	40
Cervelet, protubérance, etc.	»	125.

Homme, 35 ans.

Cerveau.	1	271
Cervelet, protubérance, etc. .	»	194

Homme, 54 ans.

Cerveau.	1	293
Cervelet, protubérance, etc. .	»	174

Homme, 60 ans.

Cerveau.	1	147
Cervelet, protubérance, etc. .	»	144

Femme, 34 ans.

Cerveau.	1	219
Cervelet, protubérance, etc. .	)	170

Comme on le voit, les centres nerveux
chez les morphétiques sont sensiblement
altérés. Sont-ils le point de départ de la
maladie; leur altération n'est-elle que le
résultat de l'affection connue sous le nom
de morphée? Voilà le problème à résoudre.
Pour moi, je pense, avec le docteur Faivre,
que la morphée dépend d'une altération ou
d'une modification particulière de la portion du système nerveux d'où émane la
sensibilité, et que de cette modification
particulière du système nerveux résulte
l'idiosyncrasie morphétique. Il existe donc
pour nous une idiosyncrasie morphétique
de même qu'il en est une pour la phthisie,
les scrofules, l'épilepsie, etc., etc. La même
cause modifiée pouvant déterminer des
idiosyncrasies diverses, il s'ensuit qu'un
père et une mère scrofuleux ou syphilitiques peuvent donner naissance à un

enfant dont l'idiosyncrasie sera telle, que, s'il habite un climat favorable au développement de la morphée, il pourra être affecté de cette maladie, tandis que s'il se fût trouvé dans des conditions plus heureuses pour lui, il n'en eût pas été atteint.

Les causes prochaines ou déterminantes de la morphée gisent dans une tempéra ture élevée et humide, une alimentation trop azotée et la non-observance des préceptes hygiéniques.

Jusqu'ici on n'a pas trouvé le modificateur qui convient aux idiosyncrasies morphétiques, et lorsqu'on cherche à combattre cette affection, on a recours à des moyens empiriques dont rien, la plupart du temps, ne saurait justifier l'emploi. C'est ainsi que, dans ces dernières années, on soumit à Rio un malheureux morphétique à la morsure d'un serpent à sonnettes; je ne sais sur

quoi on se fondait pour tenter une si fatale
épreuve, l'infortuné y succomba dès le
deuxième jour. Aujourd'hui ce n'est pas
tant la maladie elle-même qu'on doit combattre, non que je croie qu'il soit inutile
de chercher à l'arrêter dans sa marche,
mais c'est bien plutôt à la cause première
du mal qu'il faut surtout s'attacher. C'est
l'énervation et la dégénérescence de la population qu'on doit s'efforcer de modifier,
ce sont les maladies contagieuses ou endé-
miques telles que la syphilis, les scrofules, etc., contre lesquelles il importe de
lutter énergiquement dès leur apparition,
afin d'empêcher que leur action prolongée
sur l'économie ne donne lieu à cette malheu-
reuse prédisposition. Quant aux mesures
prophylactiques concernant les causes prochaines de cette affection, c'est dans l'observation des préceptes d'une bonne hy-

giène qu'on pourra les trouver. Ils devront
être rigoureusement observés par tout individu indigène ou étranger, qui voudra
habiter sans danger, le Brésil, ou d'autres
contrées analogues.

Conseils hygiéniques à l'usage des Européens qui se rendent au Brésil.

L'Européen débarquant au Brésil ne
tarde pas à être éprouvé par les chaleurs
humides et orageuses de ce pays; peu à
peu il voit se forces diminuer et son appétit
languir; quelquefois même, une partie de
son énergie l'abandonne; alors il n'a point
de peine à comprendre l'influence éner-
vante qu'exerce le climat sur un peuple qui
n'a que peu de besoins, et qui trouve à les
satisfaire pour ainsi dire sans travail et
sans fatigue. Deux excès ici sont à éviter·
il faut savoir résister à la chaleur, et

compter pourtant avec elle, en ce sens
qu'on doit user d'un travail modéré; qui-
conque se livrerait au travail avec la même
ardeur et surtout avec la même persévérance qu'en Europe, compromettrait sérieusement sa santé, ses forces céderaient
bientôt à cette entreprise imprudente. Dans
les climats tropicaux, le plus sage parti est
d'accorder au repos plus de temps qu'on
n'a coutume de lui en ménager dans les
climats tempérés; autant que faire se peut,
il est utile d'interrompre les occupations
vers le milieu du jour, au moment où la
chaleur a le plus d'intensité.

Une précaution essentielle, bonne en
tous temps, mais nécessaire surtout dans
les premières années du séjour, c'est d'éviter l'impression des brusques changements
de température qui ont lieu plusieurs fois
dans la même journée; au Brésil des brises

très fraîches succèdent tout à coup à des
chaleurs étouffantes ; lorsqu'elles surpren-
nent le corps en pleine moiteur, elles affectent plus ou moins gravement les organes de la respiration et de la digestion :
les refroidissements subits sont une des
principales causes de la dyssenterie dans
les pays chauds, et personne n'ignore leurs
effets sur les organes pulmonaires. Une
flanelle légère portée habituellement sur
la peau, sera le meilleur préservatif contre
les accidents de cette nature. Quelque pénible que puisse paraître au premier abord
ce vêtement dans les pays tropicaux , on
s'y habitue facilement, c'est une épreuve
de quelques jours; cependant si on ne voulait pas se résigner à cette sujétion , il faudrait adopter le coton comme linge de
corps , au lieu de toile, celle-ci mouillée
par la transpiration se refroidit très vite et

l'impression pénible qui en résulte peut amener des suites fâcheuses : cette expérience nous l'avons faite nous-même à nos dépens dans notre voyage au Brésil.

Il est inutile d'insister sur la nécessité des soins de propreté, soins, en général, plus familiers aux habitants des pays tempérés qu'à ceux des pays chauds, bien qu'ils soient d'une nécessité plus indispensable sous un climat où la peau a besoin de conserver toute sa propreté et toute sa souplesse pour exécuter ses fonctions de transpiration si actives et si nécessaires dans les pays chauds. Des bains de mer ou de rivière, en atteignant ce but, auront en outre l'avantage de procurer un exercice très salutaire.

Aux habitants du Brésil indigènes ou étrangers nous conseillerons de se soustraire aux dangers d'une température élevée et humide en vivant dans des maisons à

étage, et en ne restant jamais exposés à
l'air le corps nu. L'habitude de coucher
dans des maisons qui n'ont qu'un rez-de-
chaussée est des plus pernicieuses; l'air
chargé des miasmes que dégagent les matières végétales et animales en putréfaction
occupe par sa pesanteur spécifique les
couches inférieures de l'atmosphère et y
exerce son action délétère. La hauteur d'un
premier étage met à l'abri de ces effets nuisibles, l'air chargé de miasmes ne peut
s'élever jusque là; et lorsqu'il parvient à
cette élévation, il est déjà raréfié, s'est
épuré en partie, et dès lors il n'est plus
aussi dangereux.

Quant aux vêtements, indépendamment
de l'avantage qu'ils ont de conserver à la
peau sa souplesse et sa propreté, ce qui
facilite la transpiration, ils arrêtent à leur
surface les miasmes humides et en pré-

servent ainsi l'économie; il va sans dire
que tout en défendant le corps contre les
agents extérieurs, ils ne doivent pas en
gêner les mouvements. On sait que chez
les anciens, de sages législateurs ont érigé
en préceptes religieux des principes essentiellement hygiéniques. Pythagore, en cé-
lébrant le dogme de l'immortalité de l'âme
sous le voile de la métempsycose, défendait
à ses disciples l'usage de la viande; chez
les Hébreux, Moïse déclarait le porc im-
monde, la chair de cet animal passait pour
engendrer la lèpre. Sans examiner si les
substances animales, et surtout l'usage du
porc, contribuent au développement de
certaines affections, nous ferons observer
que dans les contrées où la température est
très élevée, le genre d'alimentation ne saurait être le même que dans les pays froids
ou tempérés. Dans les climats chauds les

fonctions digestives languissent; les substances animales, les graisses surtout étant
d'une digestion difficile, la réaction qui
s'opère dans ce travail devient nuisible à
ceux que la chaleur du pays condamne à
l'inaction, elle est favorable, au contraire,
aux habitants du Nord qui y puisent de
nouvelles forces et une nouvelle activité.

Mais les substances animales nuisent
moins aux habitants des pays chauds par
la difficulté qu'ils ont à les digérer et par
la réaction qui en résulte, que parce que
leur digestion ne fournit pas à l'économie
une assez grande quantité de matériaux
propres à la transpiration et aux fonctions
de sécrétion en général. A cet égard, la
différence produite par le genre d'alimentation est rendue très sensible lorsqu'on vient
à comparer les sécrétions rares des carni-
vores avec celles très abondantes des ani-

maux qui se nourrissent de végétaux.

L'habitant des pays chauds doit donc, non pas se priver complétement de substances animales, mais faire entrer les substances végétales en forte proportion dans son système d'alimentation. Sans faire abus des épices, il devra y recourir quelquefois afin de réveiller un appétit que la trop forte chaleur rend paresseux.

Est-il besoin de dire que tout Européen nouvellement arrivé au Brésil devra éviter avec soin les excès de toute espèce? Ils affaiblissent le corps, le disposent aux maladies, et celles-ci, en détériorant la constitution individuelle, préparent la dégénérescence des populations futures.

Au Brésil, comme dans tous les pays chauds, les boissons spiritueuses et les femmes sont les principales sources d'excès. La chaleur du climat y prédispose; l'oisi-

veté, qui permet à l'imagination d'errer à
l'aventure, lui sert d'aliment; l'aspect con-
tinuel de femmes à demi nues, l'extrême
facilité qu'on rencontre à satisfaire ses passions, l'exemple contagieux du libertinage
le plus effréné, tout, jusqu'aux mœurs du
pays, contribue à rendre ces excès très fréquents.

Et cependant l'abus des boissons spiritueuses jette promptement dans une sorte
de démence les personnes qui s'y livrent;
l'usage immodéré des femmes, en dimi-
nuant les forces physiques, enlève le peu
d'énergie et d'activité qui avait su résister aux chaleurs accablantes du pays, et
plonge le corps et l'esprit dans une atonie
funeste. De ce qui précède, il ressort que
l'Européen transporté au Brésil n'a point
à changer radicalement la manière de vivre
qu'il avait adoptée en Europe: il lui suffit

seulement d'y apporter de légères modifications. Il lui faudra éviter avec plus de
soins les écarts de régime qui, dans ces
contrées, pourraient amener de fâcheux
résultats et observer avec plus d'exactitude
les préceptes d'hygiène, dont l'observance
est bien plus indispensable dans les pays
chauds que dans les climats tempérés.
Nous l'avons déjà dit, mais on ne saurait
trop le répéter, le Brésil n'est un pays sain
que comparativement à quelques unes des
contrées tropicales. Il est vrai, on n'y voit
pas de fièvre jaune, ou du moins cette maladie n'y règne pas d'une manière endémique, et ce n'est que de loin en loin qu'on
en cite quelques cas. Le choléra n'y exerce
pas ses ravages comme dans l'Inde, mais
les fièvres intermittentes y sévissent dans
beaucoup de localités et rendent inhabi-
table une vaste portion de ce pays. Les

exanthèmes sont les maladies qui paraissent
y éclater avec le plus d'intensité ; déjà à
plusieurs reprises, des épidémies de variole, de scarlatine et de rougeole ont
porté la désolation parmi les populations
indigènes et étrangères. En outre, certaines
affections inhérentes, en quelque sorte, au
sol, semblent frapper avec une égale fréquence les Brésiliens et les étrangers.
L'hydrocèle de la tunique vaginale, par
exemple, est une des maladies les plus fréquentes du pays ; à Rio de Janeiro surtout,
il est peu de personnes qui n'en soient atteintes après un séjour de quelques années.
A quoi rattacher cette affection ? Quelles
circonstances favorisent son développement? Voilà des questions auxquelles on
ne peut répondre que par des conjectures
plus ou moins vraisemblables. Du reste,
cette maladie ne présente rien de particu-

lier dans son mode de développement,
sa marche, ses signes et ses symptômes.

On a vu précédemment que le goître
était une affection commune dans certaines
parties du Brésil, notamment dans les provinces de Goyas et de Saint-Paul; dans ces
contrées, c'est peut-être à l'eau dont on fait
usage qu'il faut attribuer le développement
de cette infirmité, puisque l'on rencontre
dans ces mêmes localités, des individus
soumis aux mêmes conditions atmosphériques, mais buvant d'autres eaux, qui ne
sont pas atteints de cette affection; s'assurer de la nature des eaux qu'on doit
employer dans l'économie domestique, telle
est l'unique précaution à recommander aux
Européens; probablement elle suffirait pour
les préserver du goître.

Les tubercules pulmonaires et les scrofules ne sont pas rares au Brésil, surtout

dans les villes et principalement à Rio.
Les causes de la fréquence de ces affections peuvent résider dans la nature du
climat où prédomine une chaleur humide,
dans la détestable hygiène suivie par les
habitants, et dans les excès vénériens auxquels se livrent de très bonne heure et sans
modération aucune les jeunes Brésiliens.
C'est encore à cette dernière cause qu'il
faut rapporter la grande fréquence de l'é-
pilepsie, affection terrible dans tous les
pays, mais à laquelle on est pour ainsi dire
si accoutumé au Brésil, qu'elle n'est point
considérée comme un empêchement aux
mariages projetés.

L'Européen n'aura rien à craindre de ces
cruelles maladies pour peu qu'il sache commander à ses passions et respecter sa
propre dignité ; c'est dans sa conscience et
dans la pratique d'une saine morale qu'il

trouvera les plus sûrs préservatifs contre
ces fléaux, conséquence inévitable de l'in-
conduite et de la débauche.

La chaleur souvent accablante du pays
jette dans une inaction qui énerve le corps,
relâche les fibres et prédispose à un embonpoint monstrueux. Le moral se ressent
de cet affaiblissement des forces physiques :
l'homme atteint d'obésité perd l'énergie
dont il aurait besoin pour réagir contre
l'action débilitante du climat ; au lieu de se
livrer à un exercice qui aurait pour effet,
d'entretenir les forces, il se laisse aller à
l'affaissement de toutes les parties de son
être, et bientôt il est envahi par ces infil-
trations graisseuses qui détruisent les proportions du corps. Les Brésiliennes surtout,
qui, soit par goût, soit par contrainte,
sortent très peu de leurs maisons, tombent
de bonne heure dans une obésité fatale à

leur beauté. Veut-on échapper à ces inconvénients, il faut appeler un exercice modéré à son aide et s'assujettir à une vie
réglée par une bonne hygiène ; l'énergie
morale, on le comprend, sera d'un grand
secours pour sortir victorieusement de la
lutte engagée avec le climat d'un pays
chaud et les habitudes de mollesse qui l'accompagnent presque toujours.

En résumé, parmi les maladies auxquelles l'homme est exposé au Brésil, il en
est qui se rattachent au sol, au climat,
comme la morphée, les fièvres, les goîtres, etc. ; mais il en est aussi qu'on pourrait prévenir en faisant la part des exigences
du pays, et en ne s'écartant pas des bornes
d'une saine morale. L'adoption d'une bonne
hygiène, voilà surtout le moyen efficace de
diminuer l'intensité des maladies ainsi que
leur fréquence.

Le Brésil compte un grand nombre de localités où la salubrité ne laisse rien à désirer ; les provinces du sud de l'empire, telles que Rio-Grande et Sainte-Catherine, sont renommées pour l'excellence de leur climat et la pureté de l'air qu'on y respire ; plusieurs parties de la province des Mines, sur les hauteurs principalement, jouissent d'une température très supportable.; dans quelques localités même, cette température descend assez bas pour donner aux habitants toute l'énergie et la vigueur qui distinguent les Européens. Au point de vue de l'hygiène générale, le Brésil, depuis vingt ans, a fait de grands progrès ; mais on ne les remarque que dans les villes, et jusqu'ici ils ont consisté à faire disparaître ce qu'il y avait de plus apparent dans les causes d'infection. L'hygiène privée est moins avancée, parce que personne ne s'en est occupé d'une manière active : qui douterait cependant de son importance? N'est-ce pas elle qui fait les populations vigoureuses, et les populations vigoureuses et énergiques ne font-elles pas la force et la prospérité des états? Espérons que le Brésil ne s'arrêtera pas dans la voie d'utilité publique où il est entré; la prospérité du pays et la santé de ses habitants, tant indigènes qu'étrangers, sont grandement intéressées à l'accomplissement de ce vœu.

TROISIÈME PARTIE.

DES PLANTES ÉCONOMIQUES ET MÉDICINALES LES
PLUS USITÉES AU BRÉSIL.

—

Les détails que nous donnons dans cette
troisième partie de notre travail, nous les
devons en grande partie à M. Riedel,
botaniste distingué, aujourd'hui directeur
des jardins de l'empereur du Brésil. Il a
bien voulu mettre à notre disposition les
notes précieuses qu'il a recueillies dans ses
nombreux voyages au Brésil. Lui-même a
constaté sur les lieux les diverses espèces
de plantes auxquelles se rapportent les
dénominations vulgaires et le magnifique
herbier qu'il possède sert de preuves à l'appui des déterminations botaniques. Nous

remercions ici ce savant aussi distingué
que modeste, et c'est à lui que nous re-
portons tout le mérite que peut avoir cette
troisième partie de notre travail.

Racines.

Noms vulgaires.	Noms scientifiques.	Auteurs.	Familles naturelles.
Mil-homens.	Aristolochia ringens.	Swartz.	Aristolochiées.
Jarrinha.	A. cymbifera.	Martius.	Id.
	A macroura.	Gomes.	Id.

Ces diverses espèces, plus ou moins grim-
pantes, se trouvent répandues dans les
bois du Brésil. La racine employée contre
la morsure des serpents, est d'une odeur
nauséabonde et d'un goût amère camphré.

Caapeba.	Piper umbellatum.	Linnée.	Pipéracées.
Periparoba.	P. reticulatum.	Id.	Id.
Jaborandi.			

Les racines de la plupart des pipéracées
sont stomachiques, amères aromatiques
et sudorifiques.

Caapeba.	Cissampelos pareira.	Linnée.	Ménispermacées.
Pareira brava.	C. ovalifolia.	Candolle.	Id.
Butua.	C. ebracteata.	St.-Hilaire.	Id.

La tige de ces plantes est une liane qui atteint la cime des arbres les plus élevés. La racine est grosse, amère et fébrifuge.

Caninana.	Chiococca racemosa.	Linnée.	Rubiacées.
Cainca.	C. anguifuga.	Martius.	Id.
Raiz-preta.	C. densifolia.	Id.	Id.

Ces différentes espèces appartiennent à des arbustes assez élevés; leur racine a une grosse enveloppe et est d'une odeur et d'un goût désagréables. Elle est très employée comme drastique ; elle provoque la sécrétion urinaire; on en fait usage dans le traitement de l'hydropisie.

Columbo.	Simaruba ferruginea.	St.-Hilaire.	Simarubées.
Calunga.	S. columbo.	Riedel.	Id.
	S. humilis.	Id.	Id.

C'est dans les Sertoës et les plaines de l'intérieur que croissent ces utiles végétaux, leurs racines et les tiges qui s'élèvént du tronc encore sous terre, sont aussi amères que la casse. Les habitants des Sertoës s'en servent dans l'hydropisie et la diarrhée et les regardent comme de puissants fébrifuges.

Caa-apia.	Dorstenia brasiliensis.	Lamarck.	Urticées.
Carapia.	D. arifolia.	*Id.*	*Id.*
Contrayerva.	D. cordifolia.	Swartz.	*Id.*
	D. opifera.	Martius.	*Id.*

La racine est charnue, courte, aromatique, et d'une amertume astringente. Elle est drastique et s'emploie contre la morsure des serpents. Les plantes nées dans les plaines et les lieux découverts sont préférables à celles récoltées dans les bois.

Batata da purga. Ipomœa operculata. Martius. Convolvulacées.

Sa racine, fusiforme, est drastique; réduite en poudre elle peut remplacer le jalap.

Ipecacuanha.	Cephœlis ipecacuanha.	Richard.	Rubiacées.
Poia.	Richardsonia scabra.	Kunth.	Violariés.

| Poia branca. | Ionidium ipecacuanha. | Ventenant. | Rubiacées. |
| Ipecacuanha branca. | Psychotria emetica. | Linnée. | Id. |

Le nombre des plantes à racines éméti-
ques employées dans la médecine domestique des Brésiliens est très considérable. La plus grande partie appartient aux
familles des rubiacées, des apocynées, des
cucurbitacées, des polygalées, des viola-
riées, etc. , etc.

| Rhuibarbo do campo. | Ferraria purgans. | Martius. | Iridées. |
| Batatinha do campo. | F. cathartica. | Id. | Id. |

Ces plantes qui ont le port des joncs
habitent les plaines arides et sablonneuses
des provinces du centre; la racine est
grosse, tubéreuse et employée comme pur-
gatif.

Salsaparilha.	Smilax officinalis.	Humboldt.	Smilacées.
Jupicanga.	S. syphilitica.	Kunth.	Asparagées.
Salsaparilha de Rio.	S. glauca.	Martius.	Id.
	Herreria salsaparilha.	Id.	Id.

Beaucoup de salsepareilles sont indigènes, les meilleures croissent dans les bois qui avoisinent l'équateur.

Cipo-guyra. Bignoniaguyra. Riedel. Bignoniacées.

La décoction de la racine de cette plante est un drastique très usité dans la partie supérieure de l'Amazone.

Guiné. Petiveria alliacea. Linnée. Chénopodées.
Raiz de pipi. P. tetrandra. Martius. Id.

Des bains de ces plantes sont employés dans les affections paralytiques. La décoction de la racine passe pour purgative et fébrifuge.

Raiz de tein. Adenorhopium ellipticum. Pohl. Euphorbiacées.
Raiz de cobra.

La racine est fusiforme et très employée par les habitants des Sertoës, qui la regardent comme anti-hydropique et comme antivénéneuse dans la morsure des serpents.

Sassafras. Ocotea cymbarum. Kunth. Laurinées.

Le sassafras du Brésil n'est pas le même que celui de l'Amérique du Nord; ce dernier est le persea sassafras de Sprengel. Le sassafras du Brésil est plus aromatique ; il serait à désirer qu'il fût plus répandu dans le commerce.

Pau brazil.	Cœsalpinia brasiliensis.	Swartz.	Légumineuses.
	C. echinata.	Linuée.	Artocarpées.
Taijuva.	Broussonetia tinctoria.	Kunth.	*Id*.
Brauna.	Melanoxylon brauna.	Schott.	Légumineuses.

Employés dans l'économie domestique, la teinture et les constructions, les paus sont de grands arbres des forêts vierges ; leur nombre diminue peu à peu, l'espèce disparaîtra bientôt si l'on continue de détruire à tort et à travers les forêts vierges. Le Brésil se trouvera alors privé d'objets de grande nécessité et d'un commerce très lucratif.

Écorces et Libers.

Noms vulgaires.	Noms scientifiques.	Auteurs.	Familles naturelles.
Angico barbatimào.	Acacia jurema.	Martius.	Légumineuses.
	A. virginalis.	Pohl.	Id.
	Inga cochlocarpus.	Martius.	Id.

Ces arbres sont communs dans tout le
Brésil, dans les bois comme dans les
plaines. Ils sont récouverts d'une écorce
épaisse, rude, amère, astringente, qui contient beaucoup de tannin. Pison dit que les
femmes adonnées à la débauche se servent
de cette écorce pour redonner aux organes
génitaux la fermeté que l'âge et le coït leur
ont fait perdre.

Cravo de Maranhào.	Persea caryophyllacea.	Martius.	Laurinées.

Cet arbre croît dans les provinces du nord
du Brésil. L'écorce fine et lisse est fortement odorante et d'un goût aromatique,
elle renferme de l'huile.

Cravo da terra. Calyptranthes aromatica. St.-Hilaire. Myrticées.

L'arbre qui fournit cette écorce croît
dans les environs de Rio de Janeiro; l'é-
corce et les feuilles sont aromatiques et
peuvent servir d'épices.

Casca preciosa. Cryptocaria preciosa. Martius. Laurinées.

Cet arbre croît sur les bords de l'Amazone au-delà du Rio Madeiro et du Rio
Négro. L'écorce est un peu rugueuse, d'un
goût aromatique douceâtre, et d'une odeur
intermédiaire à celle du sassafras et de la
cannelle, le liber contient un peu d'huile.

Casca pará tudo. Drymis granatensis. Linnée. Magnoliacées.

Cet arbre croît dans les lieux humides et
froids; l'écorce est un peu amère, stimulante, et est employée dans les coliques.

Angelim. Geoffrea vermifuga. Martius. Légumineuses.
Andyra. G. andyra. Spyx. *Id.*

L'écorce et surtout le fruit sont employés
comme vermifuges.

Sebipira.   Sebipira major.   Martius.   Légumineuses.

Le sebipira est un arbre élevé qui croît
dans les plaines du centre du nord du Brésil. L'écorce est un peu astringente; le liber
et l'aubier sont d'une amertume désagréable. Le mésocarpe contient une huile
irritante et fortement amère. Les habitants
des Sertoës l'emploient dans les coliques et
les dérangements de l'estomac.

Larangeira do Matto.	Esenbeckia febrifuga.	Martius.	Rutacées.
Tres folhas brancas.	Ticorea febrifuga.	St.-Hilaire.	*Id.*
Quina.	Hortia brasiliensis.	St-Hilaire.	Rutacées.

La famille des rutacées est pour ainsi
dire identique à celle des simarubées. L'é-
corce et le bois sont également amers et
fébrifuges, bien que l'analyse n'y ait pas
découvert de cinchonine. Les feuilles des
plantes appartenant à cette famille sont
parsemées de glandes vésiculaires qui contiennent une huile essentielle et aromatique.

Quina.	Cinchona bergeniana.	Martius.	Rubiacées.
	C. lambertiana.	Id.	Id.
	C. macrocnemia.	Id.	Id.

Le genre cinchona qui fournit la véritable écorce de quina se trouve au Brésil.
Aux trois espèces décrites par les voyageurs
étrangers M. Riedel en a ajouté trois provenant de la province de Cuyaba, deux de
la province des Mines et une appartenant
à la province de Rio de Janeiro. Il y en a
encore beaucoup qui sont inconnues et qui
doivent se trouver dans les immenses forêts
du Brésil , surtout dans les provinces du
Nord avoisinant les andes du Pérou où se
rencontrent les meilleures espèces de cinchona. Les provinces centrales fournis-
saient autrefois une grande quantité de
cette écorce précieuse, mais la rareté des
arbres, le prix exorbitant auquel revenait
cette écorce par suite de la difficulté des
transports diminuaient singulièrement les

bénéfices de ce commerce et le rendaient incertain, c'est alors qu'on mêla de fausses écorces à la véritable écorce de cinchona ; les négociants trompés retirèrent leur confiance et cette branche de commerce fut perdue.

Quina da Serra.	Cinchona.	St.-Hilaire.	Rubiacées.
Quina do Remigo.	Remigia ferruginea.	De Candolle.	Id.
	R. Hilarii.	Id.	Id.
	R. Vellozii.	Id.	Id.
	R. Paniculata.	Id.	Id.

Ces quatre espèces de quina sont des plantes arborescentes ; elles habitent les montagnes et les lieux élevés de Minas Geraës ; l'écorce est mince, amère, astringente, et ne paraît pas contenir de cinchonine.

Quina do Matto.	Exostemma floribundum.	De Candolle.	Rubiacées.
Quina do Piauhy.	E. cuspidatum.	St.-Hilaire.	Id.
	E. australe.	Id.	Id.
	E. formosum.	Schlecht.	Id.
	E. Souzanum.	Martius.	Id.

L'écorce de quina do Matto est souvent mélangée avec la véritable écorce de quina ;

elle lui ressemble tellement, qu'on ne peut reconnaître la fraude qu'à l'aide de l'analyse.

Quina do Rio.   Buena Hexandra.   Pohl.   Rubiacées.

Les naturels emploient cette écorce aux mêmes usages que les précédentes.

Quina do Campo.   Strychnos pseudo-china.   St-Hilaire.   Strychnées.

Cet arbre, commun dans les plaines du centre, est tortueux, son écorce rappelle, par son amertume, celle du quassia.

Quina.\   Solanum pseudo-china.   St-Hilaire.   Solanées.

Cette plante, dont l'écorce est légèrement amère, passe pour fébrifuge.

Buranhem.   Chrysophillum.   Sapotées.

Cette écorce est grosse, pesante, lactescente; au goût elle semble d'abord douce, puis elle devient astringente.

Ipé.   Bignonia chrysantha.   Jacquin.   Bignoniacées.

Les diverses espèces d'ipé viennent dans les plaines et les bois; elles ont toutes les feuilles digitées, la décoction de l'écorce est employée comme purgatif.

Feuilles et Herbes.

Noms vulgaires.	Noms scientifiques.	Auteurs.	Familles naturelles.
Mate.	Ilex paraguaiensis.	Lambert.	Rhamnées.
Cha gougouha.	*Id.*	*Id.*	*Id.*

Cet arbuste fréquente les lieux élevés, froids et humides des provinces de Saint-Paul, des Mines, etc.; l'usage de ce thé est général dans l'Amérique du Sud.

Padu.	Erytroxilon coca.	Lamark.	Erytroxylées.

Le padu ou l'ipadu est un arbuste indigène : le grand usage qu'on en fait dans la partie supérieure de l'Amazone, l'a fait cultiver. Les feuilles sont prises comme du thé ou mâchées comme du tabac.

Girvâo.	Verbena jamaïcensis.	Linnée.	Verbénacées.
	V. pseudo-theca.	St.-Hilaire.	*Id.*

Cette plante est très commune dans les lieux découverts et bas. Prise en infusion, elle est stimulante et fébrifuge.

Cha pedreste.	Lantana pseudo-thea.	St.-Hilaire.	Verbénacées.
Herva de Sta.-Maria.	Chenopodium ambrosioïdes.	L.	Chénopodées.

L'infusion des feuilles est aromatique et sudorifique, on s'en sert dans les refroidissements. En bain elle est employée contre les rhumatismes.

Senna.	Cassia cathartica.	Martius.	Légumineuses.

Les plaines du centre renferment probablement beaucoup d'autres plantes de la familles des légumineuses, qui contiennent un principe laxatif.

Ayapana.	Eupatorium ayapana.	Ventenat.	Synanthérées.

Le véritable ayapana croît spontanément dans les provinces du nord du Brésil; c'est de là qu'il fut importé dans les Indes orien-

tales ; on s'en sert dans les cas de choléra-
morbus. L'infusion des feuilles est un sudorifique énergique; elle est employée contre
la morsure des serpents.

Carqueja.	Baccharis genistelloïdes.	Persoon.	Synanthérées.
	B. Trimera.	Lessing.	*Id.*
	B. pentaptera.	*Id.*	*Id.*

On se sert de la décoction de la tige
comme fébrifuge. Ces plantes sont très
communes dans tout le Brésil.

Caaroba.	Jacaranda brasiliana.	Persoon.	Bignoniacées.
	J. tomentosa.	Brown.	*Id.*
	J. procera.	Jussieu.	*Id.*
	J. decurrens.	Chamisso.	*Id.*

Les diverses espèces de caruba sont des
arbres et des arbustes qui habitent les cam-
pes et les collines découvertes. L'écorce et
les feuilles sont très employées comme purgatives.

Cipo de carijo.	Tetracera oblongata.	De Candolle.	Dilléniacées.
Cipo do cabocolo.	T. volubilis.	Linnée.	*Id.*
	Davilla brasiliana.	De Candolle.	*Id.*

Les feuilles de cipo sont très rudes au toucher, leur décoction est purgative. Employées au bain, elles passent pour avoir la propriété de dissoudre les tumeurs des testicules.

Douradinha.	Palicurea diuretica.	Martius.	Rubiacées.
Herva do Rato.	P. strepens.	*Id.*	*Id.*
	P. aurata.	*Id.*	*Id.*
	P. Margravii.	*Id.*	*Id.*

Ces arbustes croissent dans les plaines du centre ; les feuilles et l'écorce passent pour antisyphilitiques, l'herva do Rato est vénéneuse.

Mata pasto.	Cassia.	Légumineuses.

Toute la plante, ainsi que la racine de la plupart des casses, est d'un grand usage comme diurétique dans l'hydropisie. Mélée avec le contrayerva (dorstenia), et le suasaya, ou le fumo bravo (elephantopus); elle est employée dans la cure des fièvres malignes.

| Centaurea. | Callopisma perfoliatum. | Martius. | Gentianées. |
| Centaurea minor. | C. amplexifolium. | *Id.* | *Id.* |

Ces plantes herbacées sont très communes dans les plaines du Brésil. Elles sont amères, stomacales et fébrifuges.

| Picao da praya. | Acanthospermum. | Schranck. | Synanthérées. |
| | Anthioïdes. | Kanth. | *Id.* |

Les spèces qui croissent dans les terrains sablonneux sont moins visqueuses et plus amères que celles qui viennent sur les collines.

| Carajura. | Bignonia chica. | Humboldt. | Bignoniacées. |

Au moyen de la macération, les feuilles déposent une couleur d'un violet rougeâtre employée dans la teinture. Les Indiens dissolvent cette couleur dans l'huile de carapa et s'en teignent le corps.

Fruits, Gommes, Résines, Baumes et Huiles.

Noms vulgaires.	Noms scientifiques.	Auteurs.	Familles naturelles.
Guarana.	Paulinia sorbilis.	Martius.	Sapindacées.

Cette plante, originaire des bois qui bordent le cours de la partie supérieure de l'Amazone, s'élance en liane à l'état de nature; mais, cultivée, elle devient un arbuste dont les rameaux sont plus ou moins étendus. La graine en est amère et un peu huileuse, l'arille est d'une couleur incarnat, le périsperme est noir. Les Indiens Manhès qui s'occupent de la fabrication du guarana, font sécher la graine au soleil afin d'en tirer l'arille; ils la pilent pour la réduire en poudre fine, qui, mêlée à de l'eau, forme une pâte. Ils y ajoutent quelques graines entières ou brisées, et la falsifient souvent avec des amandes de cacao et de la farine de manioc. La pâte,

battue et pétrie, est transformée en pains
cylindriques ; les Indiens les font sécher au
feu ou à la fumée de leurs huttes. Le guarana est dur, pesant, d'un goût amer et
astringent ; réduit en poudre, il forme un
sorbet rafraîchissant, nutritif et agréable.
Les Indiens en font un usage journalier, et
mangent les semences qu'ils regardent
comme un puissant fébrifuge, principalement dans les fièvres malignes et adynami-
ques très fréquentes dans ces parages
humides et inondés. L'arille sert à teindre
les dents.

Pindaïba.	Hylopia sericea.	Linnée.	Anonacées.
Pimenta da terra.	H. grandiflora.	St.-Hilaire.	*Id.*

Ces fruits, ainsi que ceux de plusieurs
autres variétés de xylopia, sont employés
en guise de piment.

Canna fistula.	Cathartocarpus brasilianus	Lamark.	Légumineuses.
	Cassia bacillaris.	Linnée.	*Id.*

L'écorce est astringente et contient beau-

coup de tannin. La pulpe du fruit est purgative.

| Caju. | Anacardium occidentale. | Linnée. | Térébenthacées. |

Le fruit renferme, dans son périsperme,
une huile âcre et irritante, une substance
astringente et caustique qui se perd par la
torréfaction. La racine et le tronc laissent
transsuder une gomme qui mériterait d'être
analysée. Le pédoncule du fruit est charnu
et contient un suc astringent et sucré qui
sert à préparer une boisson très rafraîchis-
sante.

Anda-açu.	Anda gomesii.	St-Hilaire.	Euphorbiacées.
Pinhão.	Jatropha curcas.	Linnée.	Id.
Purga de Gentio.		Id.	Id.

L'huile provenant des fruits de ces deux
plantes est un puissant purgatif; prise en
trop grande quantité, elle peut altérer la
santé et même causer la mort.

Japota.	Feuillea trilobata.	Sprengel.	Cucurbitacées.
Nhandiroba.			
Java de St.-Ignacio.			

Les semences sont plates et très huileuses. Elles sont purgatives. L'huile qu'on en extrait peut servir à brûler.

Carapa.	xylocarpus carapa.	Schrebes.	Méliacées.
Andiroba.			

Le carapa est un arbre qui croît sur les bords de l'Amazone; les habitants se servent de l'huile renfermée dans les graines pour brûler et pour fabriquer du savon. On s'en sert aussi comme vermifuge.

Tucari.	Bertholletia excelsa.	Humboldt.	Lecythidées.
Castanha de Maranhão.			

C'est un des arbres les plus élevés des provinces du nord. Les semences donnent 50 p. 100 d'une huile semblable à l'huile d'amandes.

Bicuiba.	Myristica bicuiba.	Schott.	Myristicées.
	M. officinalis.	Martius.	Id.

Le bicuiba est commun dans les bois du

Brésil. L'arille est laciniée et très aromatique; on se sert de l'huile comme des autres
huiles grasses.

Picherio.	Mutea puchury major.	Martius.	Laurinées.
—	— minor.	*Id.*	*Id.*

Les arbres de cette espèce habitent la
partie supérieure du cours de l'Amazone.
Les Indiens en récoltent les fruits et en
font un commerce très lucratif pour les
acheteurs. Les cotylédons ont une chair
aromatique et contiennent beaucoup d'huile
volatile. Leur saveur est analogue à celle de
la noix muscade. Les autres laurinées du
genre ocotea croissent dans les bois de Rio
de Janeiro; et leurs fruits sont connus
sous le nom de noix muscade de terre.

Cumary.	Dipteryx odorata.	Wildenow.	Légumineuses.

Le cumary croît spontanément dans les
plaines du centre et les bois du nord du
Brésil. L'arbre donne un fruit connu sous

le nom de fève de Touco, très recherché à
cause de son goût agréable et de sa chair
aromatique. Le cumary des plaines a une
fève ovale et plate, moins aromatique que
celle des bois, laquelle est cylindrique.
L'enveloppe extérieure ou l'épicarpe est
douce, et forme, dans les sertoès, un mets
agréable.

Seringeira.   Siphonia cahúcu.   Richard.   Euphorbiacées.

Le seringeira croît dans les lieux humides des provinces du nord. La sève qui
découle d'une incision faite au tronc est
laiteuse. En se coagulant elle forme le caout-
chouc qu'on fait sécher en l'exposant à la
fumée.

Figueiro gamelleiro. Ficus.   Artocarpées.
Jaca.   Artocarpus integrifolia. Linnée.   Id.

Les Indiens des bords du Rio Madeiro
tirent du gamelleiro un suc qu'ils font con-
denser en lanières; une fois solidifié, il leur

sert à faire des torches dont ils se servent pour s'éclairer dans leurs cases ou pour aller à la pêche.

Caaopia.	Vismia baccifera.	Martius.	Hypéricinées.
Lacre.	V. parviflora.	*Id.*	*Id.*

En incisant l'écorce de ces arbres il s'en écoule une gomme analogue à la gomme gutte, et que l'on emploie comme pur-gatif; solidifiée elle peut servir de cire.

Copahiva.	Copaïfera officinalis.	Linnée.	Légumineuses.
	C. Langdorsfii.	Desfontaines.	*Id.*
	C. cariacea.	Martius.	*Id.*

Le Brésil contient plus de dix espèces de copahiva toutes également balsamiques; mais les forêts vierges disparaissent et avec elles ces précieux végétaux.

Pau balsamo.	Myrospermum.	Légumineuses.
Cabrieuva.		

Ces arbres se trouvent dans la province de Rio de Janeiro et dans celle de Saint-Paul. Le baume qu'ils fournissent égale celui du Pérou. Leur bois est excellent pour la construction.

| Estoraque. | Styrax ferrugineum. | Martius. | Styracinées |
| | S. aureum. | | |

Ces arbres croissent sur les montagnes et les collines sèches de Rio de Janeiro, de Saint-Paul, de Minas Géraës ; le baume qui transsude de leurs trocs est très estimé.

| Jatoba. | Hymænea courbaril. | Linnée. | Légumineuses. |
| Jatai. | H. stilbocarpa. | Hague. | *Id.* |

Les bois et les plaines du Brésil fournissent plusieurs espèces d'arbres qui donnent la gomme copal. La meilleure et la plus abondante est celle qu'on obtient des racines.

Almecegeira.	Amyris ambrosiaca.	Linnée.	Amyridées.
Elemi.	A. heterophylla.	Willdenow.	*Id.*
Isica.			

Plus les localités dans lesquelles croissent ces arbres sont humides, et plus ces derniers fournissent de résine. Au Para

cette résine est si commune qu'elle sert
à calfater les navires. A Rio de Janeiro on
s'en sert en guise d'emplâtre.

A la suite de cette nomenclature nous
croyons utile de donner ici une note des
principaux palmiers, arbres précieux, dont
les habitants des Sertoës tirent la plupart
de leurs provisions les plus nécessaires,
telles que vêtements, armes, vin, farine,
cordes, etc. , etc.

Noms vulgaires.	Noms scientifiques.	Auteurs.
Coqueiro.	Cocos mucifera.	Linnée.

Le coqueiro n'est pas originaire du Brésil, il y a été naturalisé.

Guariroba.	Cocos obracea.	Martius.

Les feuilles non encore développées du
guariroba sont d'une amertume qui rappelle celle de la chicorée ; elles fournissent
un mets agréable.

Coco de quaresma.	Cocos flexuosa.	Martius.

Le péricarpe de ces cocos est huileux et mucilagineux.

Patioba.	Cocos botryophora.	Martius.

Avec les feuilles nouvelles du patioba on fabrique des nattes et des chapeaux.

Tucum.	Bactris maraja.	Martius.
Tucum bravo.	B. setosa.	Id.

Ces différentes espèces croissent dans les lieux humides et les bas fonds. Les Indiens tirent des feuilles de longs filaments, opération longue et fastidieuse, mais qui convient parfaitement à leur caractère flegmatique. On abrégerait cette opération en faisant usage de la macération.

Piaçaba.	Attalea funifera.	Martius.
Adaya-oçu.	A. compacta.	Id.
Guagnoçu.	A. speciosa.	Id.

Les filaments du piaçaba, remarquables par leur grosseur et leur couleur noire, servent à fabriquer des cordes que l'eau ne peut altérer. Les feuilles des deux dernières espèces ont de trois à six mètres de longueur et sont employées à la construction des cases.

Bacaba.	OEnocarpus distichus.	Martius.
	OE. bacaba.	*Id.*
Batana.	OE. batana.	*Id.*

Le fruit des bacabas a un péricarpe très huileux et très mucilagineux ; les Indiens en font leur unique aliment à l'époque de la maturité de cette plante. Lorsqu'on les fait cuire ils déposent un sédiment qui, séché au soleil, devient dur comme la pierre ; c'est une ressource pour les temps de disette, les Indiens le font ramollir dans l'eau ; il fournit alors un manger nutritif et agréable.

Palmito.	Euterpe obracea.	Martius.
Assai.	E. edulis.	*Id.*

Le palmite est très apprécié dans la

cuisine brésilienne et coloniale. Le fruit
de l'assaï procure un sorbet rafraîchissant
nommé coahy au Para.

Guiri.	Diplotemium littorale.	Martius.
Ayri.	Astrocarium ayri.	Id.
Macauba.	Acrocomia seprocarpa.	Id.

Les fruits de guiri se vendent au mar-
ché de même que ceux d'ayri. C'est avec
l'ayri que les Indiens fabriquent les cordes
de leurs arcs.

Carnauba.	Corypha cerifera.	Linnée.

Dans les provinces du nord une espèce
de cire transsude du tronc de cet arbre.

Buriti.	Mauritia vinifera.

Ce palmier rend de grands services dans
les Sertoës, ses feuilles et l'eau vineuse qui
se dépose dans son tronc sont d'un usage
fréquent.

Uvuoçu.	Manicaria saccifera.	Martius.

L'uvuoçu habite les bords de l'Amazone,

et offre l'aspect du bananier. La grappe de ses fruits est enveloppée d'un réseau très fin. Les Indiens s'en servent comme d'un bonnet.

QUATRIÈME PARTIE.

NOTES AGRICOLES.

Note sur le riz connu au Brésil sous le nom de riz de montagne.

La culture du riz est répandue dans la presque totalité du Brésil. Sur le bord de plusieurs fleuves, une variété de riz à grains rouges croît spontanément et ne réclame aucune culture; mais il est d'autres variétés de cette plante qui demandent des soins plus ou moins grands.

Nous avons suivi la culture de cette céréale dans deux localités spéciales; l'une est située dans la province de Bahia entre les 14e et 15e degrés de latitude sud, l'autre

dans la province de Saint-Paul entre les 45ᵉ
et 46ᵉ degrés sud.

PROVINCE DE BAHIA.

Parmi les localités où l'on cultive le riz,
dans la provice de Bahia, il en est deux,
entre autres, où cette culture se pratique
sur une grande échelle et est la source de
revenus considérables. Ces localités sont
Camamu et Ilheos situés sur le bord de la
mer à une vingtaine de lieues de la ville de
Bahia.

Les rizières s'étendent sur le bord des
rivières, dans le Brejo ou bas-fonds, et sur
la montagne.

.On connaît trois variétés de riz, le riz
dit Veneza, le riz Maranhan, et le riz du
pays. Ces espèces diffèrent l'une de l'autre
par la couleur et par la qualité.

Toutes peuvent réussir sur la montagne, mais le riz du pays se cultive principalement sur le bord des rivières ; c'est l'espèce la moins estimée, elle demande peu de travail.

Lorsqu'on veut faire une plantation de riz sur la montagne ou dans le Brejo, on commence par faire une dérobade ; c'est-à-dire, qu'après avoir abattu la portion de bois qu'on veut mettre en culture, on laisse les arbres se sécher sur le sol pendant un ou deux mois, et l'on y met le feu.

Lorsque la combustion a tout réduit en cendres, à l'exception des souches des gros arbres, on donne à la terre une première façon, qui détruit les racines des plantes herbacées et remue le sol à une profondeur de 8 à 10 centimètres : cette opération s'exécute à l'aide d'une espèce de binette garnie d'un long manche. Cette

préparation a lieu peu de temps avant la
saison des pluies, arrivant dans la province
de Bahia au commencement de janvier et
se prolongeant jusqu'en mars. Les semailles s'effectuent en janvier. Au moyen
d'un bâton pointu on pratique des trous
de 4 à 5 centimètres de profondeur espacés
les uns des autres à 3 centimètres en tous
sens, et on dépose dans chacun d'eux 4
à 5 grains de riz qu'on ne recouvre pas de
terre.

Cinq à six jours après, la germination
est effectuée, et quatre mois après les semailles, en avril, le riz est mûr, on en fait
la récolte.

Souvent, lorsque la plante est parvenue
à un pied de hauteur, on donne un binage.

La culture du riz alterne avec celle du
maïs.

Le riz vient d'autant mieux qu'il a été

14

semé dans un terrain plus récemment dé-
friché.

Le riz Venesa est entièrement blanc ;
dans la montagne il donne de 40 à 50 pour
un, dans le Brejo il donne cent pour
un. Il en est de même du riz Maranhan.
Quant au riz du pays, bien qu'on le cultive
généralement au bord des rivières ; il vient
aussi sur la montagne. Son grain est rougeâtre, il croît facilement ; on le sème à la
volée, après avoir donné à la terre une
légère préparation.

Ce dernier riz est le moins estimé ; on
le consomme presque entièrement dans le
pays, il passe pour très sain. De ces trois
espèces, la plus estimée est celle dite Venesa ; le riz Maranhan n'est pas parfaitement blanc. Ces deux dernières espèces
s'exportent pour Bahia.

PROVINCE DE SAINT-PAUL.

Trois espèces de riz se cultivent également dans la province de Saint-Paul. Ce sont : le riz de Santos proprement dit, le riz d'Iguape qu'on fait passer souvent comme riz de Santos, et le riz de l'intérieur de la province, ou riz rouge.

Les deux premières espèces tirent leur nom du district où on les cultive.

Riz de Santos. C'est celui qui obtient à Rio de Janeiro et en Portugal le plus haut prix ; ses qualités sont d'être gros, très blanc, très entier, lustré et transparent, exempt de farine ou poussière blanche, et des stries naturelles qui se remarquent dans cette plante au-dessous de la balle. Année commune on n'en produit pas plus de 6 à 8 mille *alquières* (1) à Santos ; le surplus,

(1) Alquière est une mesure de capacité pour les matières sèches qui égale en litre 13,3333.

exporté sous cette dénomination n'est autre
que du riz d'Iguape choisi.

Le riz de Santos se cultive en général
sur le bord des nombreuses rivières qui
aboutissent à la baie de Santos. Chaque pro-
priétaire nettoye sa récole et la lustre; ceux
qui, faute de machines, font faire cette opération par d'autres, échangent onze *alquières*
en balles contre cinq *alquières* de riz apprêté, et payent environ quatre cent reis
pour le nettoyage.

Pour obtenir un riz de première qualité,
il faut choisir la semence exempte de riz
rouge, cultiver le riz en terre forte et
neuve, le récolter à point et surtout le sécher convenablement avant de le mettre
sous les pilons. On reconnaît qu'il est arrivé
à son point précis de dessiccation lorsqu'en
retirant une pincée du riz exposé au soleil,
et le frottant sur une pierre plate avec la

semelle d'un soulier, la balle entière se détache aisément, sans briser le riz.

Le riz pilé à bras est généralement préféré à celui pilé au moyen de l'eau ou d'un manége. Les machines mues par l'eau sont des pilons pesant 20 kilogrammes environ, enlevées de 50 à 60 centimètres, de 20 à 25 fois par minute et garnies d'un anneau ou godet de fer par le bas.

Chaque mortier reçoit à peu près une alquière.

On sème le riz depuis la fin d'octobre jusque vers le milieu de janvier, au moment de la saison des pluies ; la terre est préparée par une seule façon, on enfouit la semence avec les pieds. Peu de cultivateurs lui donnent d'autres soins jusqu'à la récolte. Quelques uns cependant, ceux surtout qui plantent des rizières déjà exploitées depuis quelque temps, éclaircissent

les parties trop épaisses et regarnissent
celles où le riz se montre trop clair;
lorsque la plante a de 4 à 6 pouces de hauteur, ils lui donnent une espèce de binage.
Au moment de la formation du grain, on
établit des sentinelles dans les rizières afin
de les préserver des dégâts des oiseaux,
surtout de celui qu'on nomme dans le pays
papa-arros (mangeur de riz). Quand l'année se comporte bien, la récolte a lieu trois
mois après les semailles.

Le prix ordinaire à l'époque de la récolte
est de 1,000 à 1,300 reis (3 à 4 francs)
l'alquière de riz en balle et de 4,000 à
5,000 reis (12 à 15 francs) l'alquière de riz
apprêté.

Quand le riz s'exporte de Santos pour
Rio ou tout autre port du Brésil, il paye
un droit de 5 pour 100 de sa valeur et 7
pour 100 quand il s'exporte directement
pour l'étranger.

L'usage est de l'ensacher par trois alquières, en sac de toile de coton brésilienne. Le sac vaut à Santos de 480 à 560 reis
(1 fr. 50 c. à 2 fr.).

Riz d'Iguape. — C'est le même que celui
de Santos, mais il vient du port d'Iguape à
cinquante lieues au sud de Santos. Il contient plus de riz rouge, ce qui nécessite un
plus long battage et diminue aussi la grosseur du grain, et produit plus de perte. Il
est en outre moins blanc, et contient plus
de pierres et de sable. Il vaut en général
1,000 à 1,400 reis (3 à 4 fr.) par alquière
à Santos.

La plus grande partie du riz qui se récolte à Iguape, c'est-à-dire plus de 100,000
alquières, ne vient pas à Santos, mais va
directement à Rio de Janeiro. Le riz est à
peu près la seule culture à Iguape, même
culture qu'à Santos.

Dans les montagnes Serres dites d'I-
guape et d'Ipuranga dans la province de
Saint-Paul et près de Santos et d'Iguape,
le riz de Santos et d'Iguape sont cultivés
avec succès ; ils donnent un riz blanc, à
gros grain. Cette culture chaque jour prend
plus d'extension. Les procédés de culture
sont les mêmes que ceux indiqués pour
le riz cultivé sur la montagne à Camamu
et à Ilheos dans la province de Bahia.

Riz de l'intérieur, riz de Serra-à-cima
(du haut de la montagne). C'est un riz
presque entièrement rouge très petit, originaire, dit-on, de Mozambique. Il vaut à
Santos de 1,900 à 2,500 reis (6 à 8 fr.),
selon qu'il contient plus ou moins de
pierres, de riz cassé, de poussière, etc.

On commence à rencontrer cette espèce
à deux ou trois lieues de la serre de Cubataô, sur la route de Saint-Paul. Sa cul-

ture a lieu surtout dans les terres nouvellement défrichées du fond de la province où
on en fait une grande consommation.

Depuis quelques années on commence à
en exporter de Santos de notables quantités
pour Rio de la Plata. Les semailles s'effectuent comme à Santos, de novembre
à janvier, saison des pluies ; le cercle entier de sa végétation s'accomplit à peu près
dans le même temps. Le nettoyage de la
récolte est encore plus simple qu'à Iguape,
le lustrage est supprimé. Les pilons à l'aide
desquels on le sépare de l'enveloppe pesant
cent cinquante kilogrammes tombent d'une
plus grande hauteur que ceux employés
pour le riz de Santos et retombent moins
fréquemment.

D'après ce que j'ai vu au Brésil, et d'après
des renseignements qui m'ont été fournis
par des voyageurs qui ont vu ce riz cultivé

sur des coteaux, dans l'Inde, à Bourbon et
à Madagascar, je crois pouvoir conclure
que le riz de montagne n'est pas une espèce particulière. Les conditions climato-
logiques expliquent très bien comment le
riz peut prospérer sur les hauteurs. On le
sème au moment de la saison des pluies,
saison pendant laquelle la chaleur est très
grande et l'humidité très abondante. Sous
ces deux influences, chaleur et humidité, la
végétation marche rapidement, et lorsque
le temps des pluies est passé, la plante a
acquis tout son développement et la terre
conserve encore assez d'humidité pour que
le riz achève à l'air libre sa parfaite maturité.

De la culture du thé dans la province de Saint-Paul.

Depuis plusieurs années, les cultivateurs
de la province de Saint-Paul ont abandonné

la culture de la canne à sucre pour s'adon-
ner presque exclusivement à celle du thé
et du café. Les gelées successives des années 1841, 42, 43, en détruisant tempo-
rairement leurs espérances, notamment
pour la récolte du café, sont en grande
partie cause de ce changement. Aux environs de Campinas, d'Itu et surtout de Saint-
Paul, où l'épuisement des terres avait fait
renoncer à la culture de la canne, on a fait
des plantations de plusieurs centaines de
milliers de pieds de thé ; aussi, l'exportation pour Rio de Janeiro a-t-elle été très
considérable en 1843, et cependant dans
le chiffre de cette exportation ne figure aucun produit des plantations de 1841, 42 et
43 : l'arbre à thé, en effet, ne produit
guère qu'à la troisième année, et le produit ne peut se vendre, même comme thé
nouveau, que huit mois environ après la
cueillette.

Ce que les planteurs apprécient avant
tout dans la préparation du thé, c'est le
peu de dépenses que nécessitent les appa-
reils de fabrication, le peu de volume d'un
produit de grande valeur, avantage inap-
préciable dans un pays privé de routes ;
c'est enfin la possibilité d'utiliser les femmes et les enfants pour la cueillette, et le
peu d'espace qu'occupent les plantations
autour des habitations ; joignons à cela
l'excellente qualité de thé que donnent les
terres usées par la culture de la canne, et
l'on aura l'explication de la faveur toute
particulière dont jouit la culture du thé
auprès des Brésiliens, malgré les soustrac-
tions auxquelles elle donne lieu de la part
des esclaves.

Plusieurs plantations nouvelles ont été
faites sur une grande échelle ; telles sont,
entre autres, celles de Dona Maria, de

Poute Alta, qui a renoncé à la culture du café pour lui substituer la culture du thé, et celle de M. Dandrade, à Saint-Paul. Plusieurs sucréries considérables, comme celle de Boa Vista, à Campinas, ont été remplacées par des plantations de thé; d'autres, en assez grand nombre, ont été créées sur la frontière de Minas.

Dans les environs de Caritiba, vers la province de Rio Grande, où le froid ne permet de cultiver ni la canne ni le café, et où jusqu'à présent des terres très fertiles étaient abandonnées au système pastoral, la culture du thé commence à être appréciée. Il paraîtrait que la végétation trop forte et continue des terres au niveau de la mer, sur les côtes en bas du ressant connu sous le nom de Cubataô, s'oppose à une production aussi avantageuse du thé que dans les hautes terres, où une végéta-

tion à intervalles bien marqués détermine
la cueillette à des temps fixes, ce qui permet de ne pas mêler les qualités diverses.

Beaucoup de terres propres à la culture
de la canne à sucre et du café sont presque
invariablement exposées à la gelée ; dans
les bas-fonds, toutes les fois qu'elle ne
suit pas un cours d'eau un peu considérable. Sous ce rapport, le thé a l'avantage
d'utiliser d'une manière extrêmement profitable des terres très fertiles, d'où les intem-
péries de l'atmosphère repoussent la culture de la canne à sucre et du café.

Bien que le thé puisse être semé en tout
temps, c'est pendant les mois de décembre,
janvier et février qu'il est préférable de faire
les semis. A cette époque, la qualité des
graines récoltées est excellente, et la chaleur et l'humidité de la saison accélèrent
la germination. Les semailles ont lieu de

deux manières : à la volée ou en lignes.

Les semailles à la volée ont l'inconvénient de rendre les sarclages très difficiles
et d'exposer les jeunes plants à être arra-
chés avec les mauvaises herbes par les
noirs. La méthode préférée est celle-ci :
Le choix du terrain arrêté, on fume et on
laboure à une bonne profondeur ; on creuse
ensuite en lignes parallèles, à la distance
d'un mètre, des sillons d'un décimètre de
profondeur ; dans le fond de ces sillons, on
jette les graines à thé, les unes garnies de
leurs enveloppes, les autres nues. Les graines doivent être en quantité suffisante
pour garnir tout le fond des sillons ; lorsqu'elles sont recouvertes de terre, le sol
présente une légère saillie à la place des
sillons.

Les semis doivent être faits par un temps
humide ; lorsque la terre est sèche, on
mouille la semence avant de l'enfouir.

Pendant le cours de la végétation, les
binages sont nécessaires pour tenir la terre
meuble et détruire les mauvaises herbes.
Vers la fin de la première année, les plants
ont acquis une hauteur de deux décimètres
environ, on peut alors les enlever et les
mettre en place. Cette opération ne doit
pas être différée; lorsque la racine a acquis
trop de longueur, elle risque d'être brisée
ou mal placée quand on procède à la trans-
plantation, ce qui fait périr le jeune plan :
on obvie aux chances de mortalité en met-
tant trois ou quatre plants dans chaque trou,
sauf à retrancher plus tard les pieds excé-
dants. L'importance de la pépinière est cal-
culée d'après l'étendue du terrain qu'on veut
complanter. Pour enlever les jeunes plants,
on enfonce la bêche sur un des côtés de la
plante et, en faisant levier, on l'enlève
avec les racines garnies de terre, on la

transporte en cet état dans les trous qui lui sont destinés.

Les plantations de thé peuvent être disposées en bordures parallèles, et l'on donne aux planches une forme appropriée à la disposition du terrain. En général on laisse entre chaque arbuste une distance de 7 à 8 décimètres et chaque rangée est séparée de celle qui lui est parallèle par une distance de quinze décimètres environ. Beaucoup de cultivateurs cependant rapprochent davantage les pieds les uns des autres, et laissent moins d'espace entre les lignes. Ce mode de plantation en ligne est très avantageux. Il permet de voir de suite les pieds à remplacer, il facilite la cueillette qui peut s'effectuer sans que l'esclave soit incommodé par la rosée ou par l'eau qui, les jours de pluie, couvre le feuillage. Dans une plantation ainsi distribuée en lignes

parallèles, chaque esclave prend une rangée
et peut faire la cueillette sur l'une et l'autre
ligne, tout en restant soumis à l'inspection
du feitor placé à l'une des extrémités ;
enfin, avec le semis en lignes les labours
sont plus faciles et l'on peut prendre une
récolte de maïs entre chaque rangée ; il y
vient très bien et ne nuit point à la plantation de thé.

La principale façon à donner au thé
consiste dans un bon labour qu'il faut répéter chaque année, après la cueillette ;
celle-ci se prolonge depuis la fin de septembre jusqu'à la fin de mai, et laisserait le sol
complétement battu et partant dans un
état fâcheux pour la végétation du thé, si
l'on n'y remédiait pas. L'arbre à thé, alors
qu'il n'est pas soumis à la cueillette, peut
s'élever à la hauteur de trois mètres et plus,
mais il vaut mieux le maintenir à la hau-

teur de 12 à 15 décimètres, la cueillette en devient plus facile. En général, on ne doit commencer la cueillette qu'à la troisième année révolue de la plantation, mais cette règle souffre exception ; quelquefois ce laps de temps ne suffit pas ; d'autres fois on peut commencer la cueillette à la fin de la deuxième année. Ceci a lieu dans les terrains fertiles où la végétation est vigoureuse.

On cueille toutes les feuilles tendres et molles ainsi que celles qui peuvent, lorsqu'on les frotte, s'enrouler sans se briser ni se réduire en poudre. Les bourgeons allongés qui ont déjà 4 à 6 feuilles sont fournis par l'extrémité des branches; les autres feuilles sont déjà plus dures; on les enlève avec une partie de leur pédicule pour favoriser l'émission de nouveaux bourgeons.

Les Chinois sont très habiles à faire la cueillette : chaque travailleur a le bras gauche armé d'un panier à 3 ou 4 divisions dans lesquelles il jette les bourgeons enlevés avec la main droite; il place ainsi, tout en faisant la cueillette, les bourgeons selon leur qualité.

Le thé confectionné avec les bourgeons les plus tendres constitue le thé dit *impérial*.

Il y a de l'inconvénient à mettre le thé de qualité supérieure avec le thé d'une qualité inférieure ; la feuille tendre, en effet, est cuite au bout de cinq minutes, tandis que la feuille plus dure exige 8 ou 10 minutes pour arriver à une coction parfaite. En mêlant des feuilles de qualités différentes, on s'exposerait à avoir divers degrés de coction, tandis que certaines qualités de feuilles ne seraient pas assez cuites, d'autres le seraient trop; et dans cet état ne pourraient plus s'enrouler comme il faut.

Il est très difficile d'avoir des esclaves sur lesquels on puisse compter pour séparer, pendant l'opération de la cueillette, les feuilles de différentes qualités ; il convient en conséquence de faire d'abord une cueillette générale et de procéder ensuite au triage. Pour cela, on verse sur une table le thé cueilli et les vieillards, les femmes et les enfants procèdent au triage. Les feuilles fines et tendres forment le thé supérieur ; les autres, plus dures, servent à faire le thé hyscom ; les feuilles trop dures ainsi que les matières étrangères sont rejetées. Le triage terminé, on porte cette espèce de thé sur des bassines en fonte au-dessous desquelles on a soin d'entretenir un feu vif et clair. Selon sa qualité, le thé est exposé pendant 5 ou 10 minutes à l'action du feu. A un signal donné par le noir chargé de la cuis-

son, des esclaves prennent à pleines mains
de l'intérieur des bassines, le thé qui
vient d'être soumis au feu et le portent sur
des nattes où ils le frottent et le remuent
en tous sens pendant près d'une demi-
heure. Ils le compriment ensuite entre
leurs mains pour en exprimer le suc. Ce
suc est tellement âcre qu'il attaque la peau
des noirs dont les mains ne sont pas encore
endurcies à cette opération. A mesure que
les esclaves roulent et compriment le thé
soumis au feu, on ajoute de nouvelles
quantités de thé dans les bassines, après
les avoir essuyées avec un morceau de drap.

Tels sont les procédés généralement
suivis pour la fabrication du thé; dans ces
derniers temps quelques planteurs y ont
apporté une modification qui a pour but de
mettre le thé en presse quand le feu l'a
suffisamment flétri.

Le thé ainsi préparé est beaucoup moins régulier, il a moins de mine et présente une couleur moins flatteuse ; aussi le paie-t-on moins cher. Cette méthode cependant a l'avantage de simplifier la fabrication et de la rendre plus expéditive ; elle est plus en harmonie avec l'incurie des nègres et produit en définitive plus de bénéfices au planteur.

Avant d'être livré au commerce, le thé exige encore deux préparations : il faut le faire sécher et le torréfier. Pour sécher le thé on le met dans des bassines en métal sous lesquelles on entretient un feu modéré ; on a soin de remuer continuellement les feuilles du thé pour les empêcher d'adhérer aux parois de la bassine et de brûler.

Lorsque les feuilles commencent à sécher, elles exhalent d'abord une odeur

désagréable ; celle-ci qui peu à peu change
de nature, devient analogue à celle du foin
fané au soleil. L'arome ensuite se développe lorsque le thé est sec : on diminue
alors le feu sous les bassines, et on expose
le thé à une chaleur modérée jusqu'à ce
qu'il ait acquis une couleur cendrée. Ces
opérations terminées, on laisse le thé se
refroidir ; quelques jours après, on le met
dans des caisses en fer-blanc, de capacité variable, et on les emmagasine dans un lieu sec.

Pour éviter que les caisses neuves donnent au thé un mauvais goût on commence
par les laver avec de l'eau chaude , ensuite
avec du thé , puis on y introduit de l'eau
claire et on les expose au soleil pour les
sécher complétement.

Mais avant de mettre le thé en caisse on
l'a passé au crible. Le thé fin qui a passé à
travers les trous d'un premier crible forme

le thé de première qualité; celui qui est
resté à la surface est reporté sur un autre
crible à trous plus grands : il constitue une
seconde espèce de thé de bonne qualité appelé *thé Uxim*; on nomme *thé de famille* celui
qui provient des feuilles non enroulées; on
le consomme dans les ménages, il ne forme
pas un objet de commerce.

Les diverses dénominations appliquées
aux différentes espèces de thé sont tout à
fait arbitraires. On désignait sous le nom de
thé macaque, un thé croissant entre les fentes
des rochers. Pour en faire la cueillette il
fallait une adresse presque égale à celle des
singes, d'où son nom de thé macaque. Le
thé *perlé* n'est autre que le thé roulé avec
le plus grand soin ; cette préparation, toute
de luxe, n'est point nécessaire, elle ne
peut s'exécuter qu'en Chine, où la main
d'œuvre est à vil prix.

Le *thé en boule* s'obtient en moulant avec les mains du thé récemment enroulé et dont on a exprimé le jus. Afin d'augmenter la compression, on l'enveloppe d'un morceau de toile neuve dont on tord chaque extrémité; cela fait, on le porte au four ainsi enveloppé. On le tourne et retourne, et on l'y laisse jusqu'à ce que la chaleur l'ait pénétré de toute part. Après ce temps on retire le linge qui le contenait, et on le remet au four pour le sécher complétement. Dans la préparation de ces boules, il n'entre aucune substance étrangère destinée à déterminer l'agglutination des feuilles de thé; sous cette forme, le thé se garde longtemps sans s'altérer.

Le thé provenant des jeunes plants est préférable à celui que donnent les vieux plants.

Le thé nouveau n'est pas potable, son

goût est amer et d'une âcreté très désagréable. Il est de plus narcotique ; cette propriété persiste pendant près d'une année. A la fin de la seconde année, il prend un goût agréable et communique à l'eau une couleur ambrée ; à trois ans , tout son arôme s'est développé, et il n'a plus de goût herbacé.

L'arbre à thé s'accommode de toute espèce de sol, à l'exception de ceux où le sable domine et de ceux où l'humidité est trop grande. En général, un terrain argileux, bien ameublé et mélangé de détritus végétaux lui convient très bien. Les racines piquent profondément en terre, ce qui permet à l'arbuste de résister à la sécheresse.

L'arbre à thé fournit. en général, pendant sept ou dix ans ; lorsque la production diminue, il faut le remplacer.

Mille pieds de thé donnent environ

20 kilogrammes de thé, dans lesquels il y a trois ou quatre qualités de thé. 2 kilogrammes de feuilles fraîches donnent 500 grammes de thé. Toutefois cette proportion n'est exacte qu'autant que la cueillette a été faite par un temps sec; dans le cas contraire, il faut près de 3 kilogrammes de feuilles fraîches pour faire 500 grammes de thé.

Le thé de Saint-Paul, vendu jusqu'à présent à Rio de Janeiro, y a obtenu, argent comptant, à son arrivée, en quelque quantité qu'il y ait été apporté, de 1500 à 1700 reis (4 fr. 50 cent. à 5 fr. 25 cent.) les 500 grammes. Le thé, préparé par le nouveau procédé, se vend un peu moins de 1200 à 1300 reis (3 fr. 50 c. à 4 fr.). Ce thé, comme nous l'avons dit, est moins également roulé et peut-être moins fin au goût; mais on peut le vendre dès qu'il est roulé, la presse lui ayant enlevé, en grande partie, le goût herbacé que la vétusté seule fait perdre au thé préparé selon l'ancienne méthode.

On ne cultive à Saint-Paul que le thé vert ; le thé noir y est inconnu.

Note sur le café.

Le café réussit dans la plus grande partie du Brésil ; cependant les provinces du nord de cet empire ne paraissent pas lui convenir aussi bien que les parties plus australes ; les provinces de Rio-Grande ainsi que certaines régions des provinces de Sainte-Catherine, de Saint-Paul et de Minas ont une température trop peu élevée, pour que cet arbuste puisse résister à la saison froide.

C'est dans la province de Rio de Janeiro

que la culture du café a pris le plus d'extension. Les montagnes rapprochées de la
capitale du Brésil ont été dépouillées de
leurs forêts : de vastes plantations de café
les ont remplacées. Malheureusement une
sage prévoyance n'a pas toujours présidé
à ces défrichements qui n'auraient jamais
dû atteindre le sommet des montagnes.

C'est sur les coteaux et le flanc des montagnes qu'on cultive le café. On plante les
caféiers à une distance de 2 mètres environ en tous sens; à deux ans les caféiers
donnent déjà quelque produit, mais ils ne
sont en bon rapport qu'à trois ans.

Une argile caillouteuse est le sol qu'ils
préfèrent à cause de la fraîcheur inhérente
à cette espèce de terrain. Une exposition
solaire, mais à l'abri des coups de vent,
leur convient particulièrement.

Deux manières de conduire les caféiers

sont en usage. La première consiste à
maintenir le pied sur une seule tige qu'on
étête afin de lui faire prendre la forme
d'un parasol; ce mode a l'avantage de conserver le plant, et de faciliter la cueillette,
mais on lui reproche de ne laisser péné-
trer ni l'air ni le soleil dans l'intérieur de
l'arbuste ; aussi les branches extérieures
seules donnent du fruit. La seconde manière consiste à tenir le pied sur trois tiges
et à une plus grande hauteur; l'arbuste
ainsi taillé est moins touffu, moins étouffé,
reçoit plus d'air, plus de lumière et de
chaleur, il donne conséquemment plus de
fruit; mais aussi il épuise plus vite le plant
et rend la cueillette plus difficile. Deux fois
par an, dans l'un comme dans l'autre procédé, il faut retrancher les bourgeons qui
se développent vers le sommet et tendent à
se diriger verticalement.

De temps à autres, et lorsque l'état du
sol l'exige, on donne un binage; chaque
année on plante un certain nombre de
pieds de caféiers pour remplacer ceux qui
périssent. Il n'est pas rare de voir des
plants de café de plus de trente ans
encore verts, vigoureux, et d'un bon
produit.

Dans la province de Rio, un pied de ca-
féier rapporte, terme moyen, 250 grammes
de café. Dans l'intérieur, le rendement est
plus grand, il varie entre 500 et 750 grammes pour chaque pied. La cueillette du café
dure environ six mois, d'avril à octobre.
Le fruit est une baie qui prend une belle
couleur rouge à sa maturité; elle renferme
deux fèves.

Le café du Brésil a un goût de terroir
qu'il doit en partie à la nature du sol, et
surtout au mode suivi pour la préparation

de la fève, ce goût le déprécie beaucoup sur les marchés d'Europe; on le consomme presque en totalité en Allemagne.

La cueillette commence au mois d'avril; chaque esclave, muni d'une espèce de corbeille plate appelée *ceste*, choisit une rangée de caféiers et la suit jusqu'à ce qu'il ait recueilli toutes les baies mûres; souvent aussi il cueille celles qui ne le sont pas : première circonstance qui contribue à déprécier le café.

Au fur et à mesure de la cueillette, les baies sont mises en tas sur un sol battu; là s'établit un commencement de fermentation favorable au but qu'on se propose, celui de séparer la fève de son enveloppe, mais qui contribue à donner un mauvais goût au café : seconde cause de dépréciation.

Lorsque la fermentation est suffisamment établie, on étend la récolte sur un sol battu,

16

on l'y laisse exposée au soleil : troisième cause de dépréciation , surtout lorsque la dessiccation, contrariée par la pluie, oblige à laisser le café plus longtemps sur le sol. Les baies une fois sèches, sont portées sous des pilons mus par un courant d'eau ou par des animaux; l'action continue sépare tout à fait la fève de son enveloppe.

Ce procédé est le plus généralement suivi au Brésil.

Des étrangers y ont apporté d'heureuses modifications.

La plus importante consiste à ne cueillir les baies que lorsqu'elles sont parfaitement mûres, opération facile, mais dispendieuse; aussi les fazendaires s'y prêtent-ils difficilement.

La récolte faite, il s'agit de séparer la fève de son enveloppe; cette opération se nomme décascage. On procède en versant

les baies dans une sorte d'entonnoir, qui
surmonte une machine mue par un courant d'eau, et représentée par une meule
garnie de petites dents; ces dernières
servent à déchirer la baie, et à séparer la
casque de la fève; les débris·sont rejetés
derrière la machine, la fève tombe dans
une grande auge remplie d'eau.

Le café dépouillé de sa casque est encore
recouvert d'une gomme blanchâtre assez
adhérente; pour l'en débarrasser, on laisse
la fève dans une cuve, que traverse un
courant d'eau; un noir remue fréquemment
les fèves; et après un séjour de 24 à 48
heures dans l'eau, la gomme disparaît complétement, le café alors est exposé au soleil
sur un terrain uni et dallé; 24 heures de
soleil suffisent pour sécher la fève et permettre de la garder en tas : il va sans dire
qu'on évite de la laisser à la pluie ainsi

qu'à l'humidité des nuits. Dans cet état, le
café peut être mis en magasin; on l'y laisse
plus ou moins de temps avant de lui faire
subir une dernière préparation, il faut,
en effet le débarrasser de la petite pellicule
qui le revêt, c'est ce qu'on appelle *socquer*
le café. On porte la fève dans des espèces
de cuvettes en bois de 3 à 4 décimètres de
profondeur sur autant de diamètre et dont
le fond est moins large que l'ouverture;
à chacune des cuvettes répond un pilon en
bois garni de fer à son extrémité et mu
par un cours d'eau ou par des animaux.
Le pilon, en tombant, frappe la fève et la
débarrasse de sa pellicule; cette opération
demande de la surveillance, car si on laisse
socquer le café trop longtemps, la pellicule
est réduite en poudre très fine et la fève s'en
trouve imprégnée, ce qui altère sa couleur
et lui fait contracter un goût de poussière;

de plus, le café lui-même est exposé à être brisé.

La fève ainsi épurée est retirée des cuvettes et soumise à l'action d'un ventilateur qui la purge des débris des pellicules. On la fait ensuite passer dans un cylindre en fil de fer et à trois compartiments ; chacun de ceux-ci est gradué, d'où résultent, d'après la grosseur, trois sortes de café. Le café de première et de seconde grosseur est ensuite trié à la main, mis en sac et livré au commerce : la troisième qualité, qui ne contient que de très petits grains et des pellicules, est négligée.

Par ces procédés perfectionnés le café prend une belle couleur gris verdâtre, et lorsqu'il provient d'une bonne exposition il se vend jusqu'à 6,000 reis l'arobe (15 à 18 fr. les 15 kilogrammes). Le café ordinaire au Brésil se vend, terme moyen,

4,500 à 3,000 reis l'arobe (6 à 9 fr. les 15 kilogrammes).

Telles sont les améliorations introduites au Brésil, par des étrangers, dans la préparation du café. Bien peu de fazendaires ont adopté les nouvelles méthodes ; cependant ils ne peuvent aujourd'hui espérer de bons résultats de leurs plantations qu'en s'attachant à soigner leurs produits. De toutes parts la culture du café s'est tellement multipliée, elle est si facile et si abondante, qu'on éprouve souvent de la difficulté à écouler ses produits ; il faut donc, de toute nécessité , relever la qualité du café à l'aide des procédés que nous avons essayé de décrire, si l'on veut échapper aux inconvénients d'une denrée extrêmement abondante, que déprécie encore sa mauvaise préparation.

FIN.

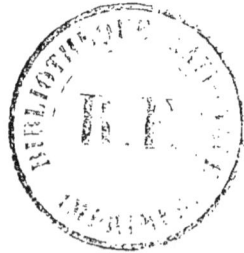

TABLE DES MATIÈRES.

PREMIÈRE PARTIE.

COUP D'OEIL SUR LE BRÉSIL, SON CLIMAT, MOEURS ET USAGES DE SES HABITANTS, DES ESCLAVES ET DES INDIENS AU BRÉSIL.

Topographie. — Climat. 1
Des Brésiliens. 12
Des esclaves 31
Des Indiens 47

DEUXIÈME PARTIE.

RECHERCHES SUR LES MALADIES QUE L'ON OBSERVE AU BRÉSIL.

Des maladies les plus communes au Brésil, fièvres intermittentes, scrofuleuses, érysipèles, syphilis, tubercules, stupor, hydrocèle, épilepsie. . . . 67
Des Bobas. 88
Du Goître. 101
Remarques sur la maladie connue au Brésil sous le nom d'opilaçào, opilation. 109
Des établissements morphétiques et de la morphée au Brésil. 122
Conseils hygiéniques à l'usage des Européens qui se rendent au Brésil. 158

TROISIÈME PARTIE.

DES PLANTES ÉCONOMIQUES ET MÉDICINALES LES PLUS USITÉES AU BRÉSIL.

Racines. 176
Écorces et Libers. 182
Feuilles et herbes 188
Fruits, Gommes, Résines, Baumes et Huiles. . . 193

QUATRIÈME PARTIE.

NOTES AGRICOLES.

Note sur le riz connu au Brésil sous le nom de montagne. 206
De la culture du thé dans la province de Saint Paul. 218

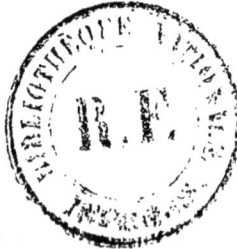

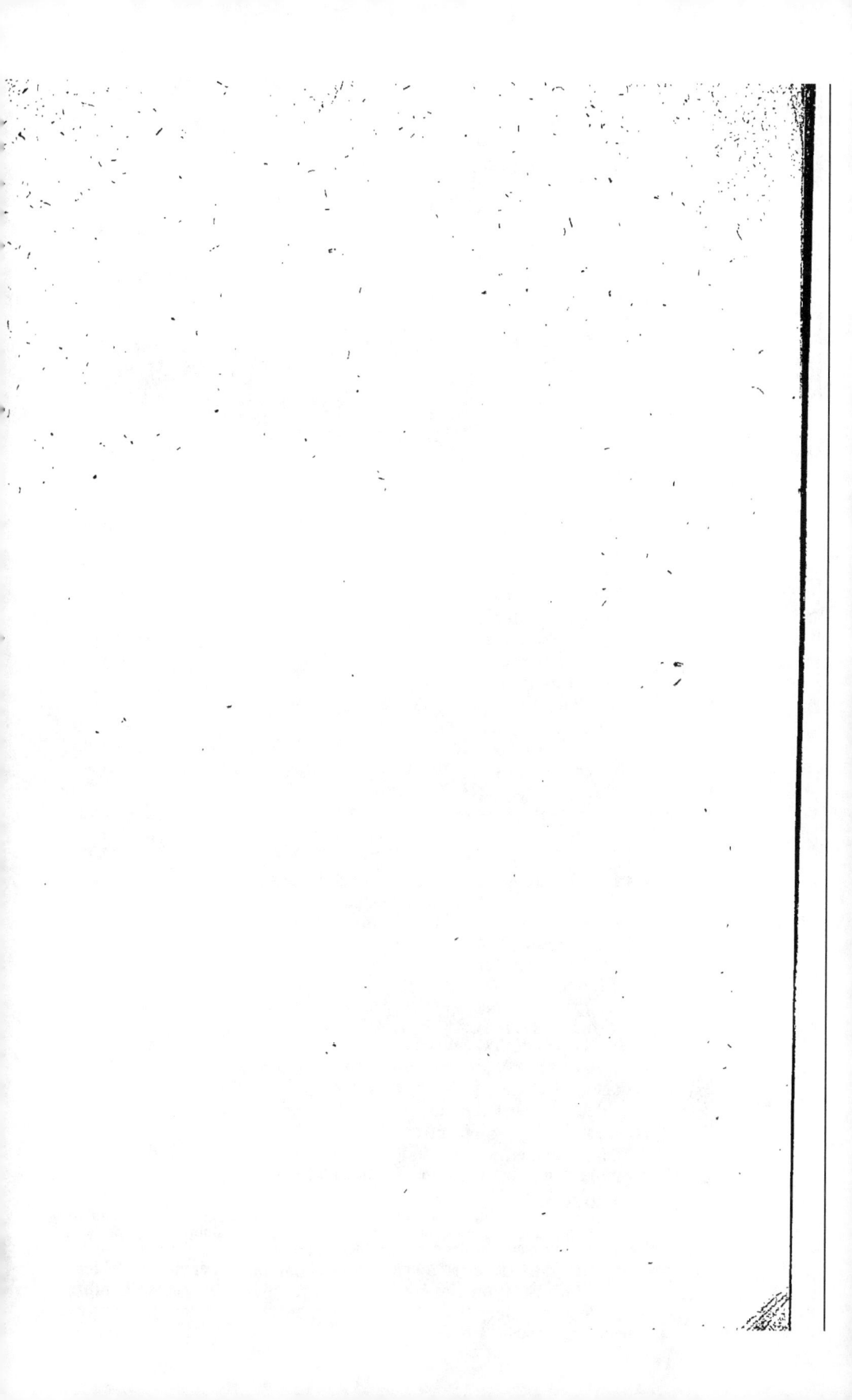

LE CLIMAT DE L'ITALIE sous le rapport hygiénique et médical, par le docteur Ed. Carrière. Paris, 1848. 1 vol. in-8.

RAPPORT SUR LES MARAIS SALANTS fait à l'Académie nationale de médecine, par le docteur E. Mêlier, membre de l'Académie. Paris, 1847, in-4 avec 3 planches gravées.   5 fr.
  Ce rapport a été fait sur la demande de M. le ministre de l'agriculture, pour éclairer sous le rapport hygiénique et industriel la question.

TRAITÉ DE NOSOGRAPHIE MÉDICALE, par J. Requin, agrégé de la Faculté de médecine de Paris, professeur de clinique médicale à l'hôpital de la Charité, membre de l'Académie nationale de médecine. Paris, 1846, 5 vol. in-8.   24 fr.

RAPPORT A L'ACADÉMIE NATIONALE DE MÉDECINE SUR LA PESTE ET LES QUARANTAINES, fait au nom d'une commission par le docteur Prus, accompagné de pièces et documents, et suivi de la discussion au sein de l'Académie. Paris, 1846, 1 vol. in-8 de 1050 pages.   10 fr.

TRAITÉ DE CHIMIE GÉNÉRALE ET EXPÉRIMENTALE, avec les applications aux arts, à la médecine et à la pharmacie, par A. Baudrimont, professeur agrégé de chimie à la Faculté de médecine de Paris. Paris, 1844-1846, *ouvrage complet*, 2 v. in-8, ensemble, 1560 pages, avec 260 fig. intercalées dans le texte.   18 fr.

TRAITÉ DES MALADIES DES EUROPÉENS DANS LES PAYS CHAUDS, spécialement au Sénégal, ou Essai médico-hygiénique sur le sol, le climat et les maladies de cette partie de l'Afrique, par J.-P.-E. Thevenot, chirurgien de première classe de la marine, chargé en chef du service des hôpitaux au Sénégal, *publié par ordre du ministre de la marine.* Paris, 1840, in-8.   6 fr.

NOUVEAUX ÉLÉMENTS D'HYGIÈNE, par le docteur Charles Londe, membre de l'Académie nationale de médecine, etc. *Troisième édition entièrement refondue.* Paris, 1847, 2 vol. in-8.   14 fr.

ANNUAIRE DE CHIMIE, comprenant les applications de cette science à la médecine et à la pharmacie, ou Répertoire des découvertes et des nouveaux travaux en chimie faits dans les diverses parties de l'Europe, par MM. E. Millon et J. Reiset, avec la collaboration du docteur F. Hoefer.
— *Première année*, Paris, 1845, 1 vol. in-8 de 700 pag.   7 fr. 50 c.
— *Deuxième année*, 1846, 1 vol. in-8 de 900 pages.   7 fr. 50 c.
— *Troisième année*, 1847, 1 vol. in-8 de 700 pages.   7 fr. 50 c.
  Cet ouvrage paraît régulièrement en janvier de chaque année.

DE L'IDENTITÉ DU TYPHUS ET DE LA FIEVRE TYPHOÏDE, par le docteur Gaultier de Claubry, membre de l'Académie nationale de médecine. Paris, 1844, in-8 de 500 pages.   6 fr.

TRAITÉ DE LA SALUBRITÉ DANS LES GRANDES VILLES, par MM. les docteurs J.-B. Monfalcon et de Polinière, médecins des hôpitaux, membres du conseil de salubrité du Rhône, etc. Paris, 1846, in-8 de 560 pages.   7 fr. 50 c.
  Cet ouvrage qui embrasse toutes les questions qui se rattachent à la santé publique est destiné aux médecins, aux membres des conseils de salubrité, aux préfets, aux maires, aux membres des conseils généraux, etc.

HISTOIRE DES ENFANTS TROUVÉS, par MM. Terme, président de l'administration des hôpitaux de Lyon, membre de la Chambre des députés, etc., et J.-B. Monfalcon, membre du conseil de salubrité, etc. Paris, 1840, in-8.   7 fr.